D1546867

MEDICINAS DEL MUNDO

Dr. Dietrich Grönemeyer

MEDICINAS DEL MUNDO

**Las terapias tradicionales que
complementan la medicina moderna**

Traducción de Irene Jové

Grijalbo

Título original: *Weltmedizin*

Primera edición: septiembre de 2019

© 2018, S. Fischer Verlag GmbH, Frankfurt am Main
Todas las ilustraciones, excepto la de la pág. 126, son de Shutterstock
© 2019, Penguin Random House Grupo Editorial, S. A. U.
Travessera de Gràcia, 47-49. 08021 Barcelona
© 2019, Irene Jové, por la traducción

Penguin Random House Grupo Editorial apoya la protección del *copyright*.
El *copyright* estimula la creatividad, defiende la diversidad en el ámbito de las ideas
y el conocimiento, promueve la libre expresión y favorece una cultura viva.
Gracias por comprar una edición autorizada de este libro y por respetar las leyes del *copyright*
al no reproducir, escanear ni distribuir ninguna parte de esta obra por ningún medio sin permiso.
Al hacerlo está respaldando a los autores y permitiendo que PRHGE continúe publicando libros
para todos los lectores. Diríjase a CEDRO (Centro Español de Derechos Reprográficos,
http://www.cedro.org) si necesita fotocopiar o escanear algún fragmento de esta obra.

Printed in Spain – Impreso en España

ISBN: 978-84-17338-86-2
Depósito legal: B-15.173-2019

Compuesto en gama sl
Impreso en Limpergraf
Barberà del Vallès (Barcelona)

DO 3 8 8 6 2

Penguin
Random House
Grupo Editorial

R0457488025

Somos únicos.
No hay dos personas iguales.
Mi cuerpo, mis pensamientos, mis alegrías,
mis miedos, mis decepciones, mis locuras, mi amor, mi
inspiración y mis ideas son únicos, todo en mí es tan único
como en todos los demás. Precisamente, esa singularidad
es el único rasgo que compartimos. Y solo si la
respetamos lograremos alcanzar una unidad
más allá de fronteras y épocas.

DIETRICH GRÖNEMEYER

Índice

En busca de los secretos de las medicinas del mundo

N i los médicos son semidioses de bata blanca ni los chamanes son magos, aunque a veces los representantes de ambos grupos pretendan lo contrario. Los curanderos milagrosos deben su existencia al mito, al pensamiento religioso o, simplemente, al deseo ferviente de los enfermos más necesitados. En mis múltiples viajes, nunca me he encontrado con ninguno de ellos cara a cara. Sin embargo, se han dado casos de curaciones extraordinarias que constituyen un verdadero misterio. Incluso la medicina académica (o alopática) utiliza con frecuencia métodos de tratamiento descubiertos por accidente cuya efectividad no logra explicarse hasta mucho tiempo después. A día de hoy siguen prescribiéndose tratamientos o medicamentos, por ejemplo para problemas de espalda, que calman dolores espantosos sin que nadie sepa decir exactamente cómo funcionan. La experiencia es lo único que puede garantizar el éxito de una terapia.

No todos los remedios de los naturópatas o de los bosquimanos del sur de África tienen una explicación científica. Para un médico científico como yo, esta falta de explicación genera bastantes dudas. ¿Estamos haciendo lo correcto? ¿O somos víctimas de un embuste, un montaje, con el que los curanderos milagrosos se engañan incluso a sí mismos para que los enfermos se olviden de sus males, al menos por un tiempo? No hay que descartar del todo esta posibilidad, sobre todo porque los curanderos y las temidas «brujas» herbolarias de siglos atrás, en la mayoría de casos, tampoco podían explicarse cómo lograban adivinar, solo con la mirada o tomando el pulso, qué órganos estaban fallando o qué mal aquejaba al enfermo. Pero, para mi sorpresa, muchas veces he constatado que los diagnósticos hechos de manera intuitiva coinciden con lo que los médicos de formación académica encontramos mediante análisis de laboratorio o técnicas de diagnóstico por imágenes.

El arte de curar

El poeta y autor de tratados científicos Johann Wolfgang von Goethe recomendaba captar los acontecimientos de la naturaleza «con los sentidos», algo que los curanderos han hecho desde tiempos remotos. Los médicos más experimentados lo hacen aún hoy en día. Ejercen su profesión dejándose guiar por sus sentidos, por su instinto, como suele decirse, al menos en cierta medida. Perciben la salud y la enfermedad, el surgimiento y la extinción de la vida gracias a su experiencia sensorial. El éxito de cada terapeuta depende de su sensibilidad sensorial, así como de sus conocimientos y su habilidad médico-práctica. Una observación reflexiva y una reflexión observadora: juntas conforman la aptitud médica, el talento y, con menor frecuencia, el genio.

No hay duda de que existe un «arte de curar» que actúa de forma intuitiva, por así decirlo, y que se ha transmitido durante milenios. Y digo «arte» porque, si uno no ha nacido con este don, podrá aprenderse solo hasta cierto punto. Así pues, a lo largo de la historia se ha acumulado una amplísima experiencia médica que, en mi opinión, no se aprovecha lo suficiente, y se ignora cada vez más, conforme avanza la investigación médica. En la sociedad moderna de alta tecnología tendemos a subestimar científicamente todo lo que nos llega por la vía de la tradición, si es que no lo descartamos de entrada. ¿Cuánto conocimiento se ha perdido ya por culpa de esta actitud? ¿Qué hay más allá de nuestra imaginación técnica? ¿Cómo es posible que una persona se recupere mediante una imposición de manos? ¿Cómo logran los «hechiceros» curar fracturas de huesos sin férulas ni yeso? ¿Cómo consiguen realizar operaciones quirúrgicas sin dolor, a pesar de no utilizar los métodos anestésicos que conocemos?

Cada escuela de medicina tiene su razón de ser

¿Debemos pensar que todo es una sarta de mentiras? ¡Nada más lejos de la realidad! Desechar este tipo de fenómenos y tacharlos de «anticientíficos» es precipitarse demasiado. En lugar de ello, y aún más en el contexto de la globalización, deberíamos esforzarnos por estudiar las prácticas de sanación, en muchos casos extraordinarias, presentes en la historia, en las creencias, en los usos y costumbres de aquellas sociedades que les dan este significado. Pues solo si nos sumergimos en las culturas extranjeras con una actitud investigadora podremos entenderlas y quizá aprender algo que beneficie también a nuestras propias vidas. Esto es especialmente cierto para la medicina, puesto que esta, junto con la alimentación, es uno de los bienes culturales más antiguos de la humanidad.

Al comienzo de la historia médica están los rituales religiosos. Para que un tratamiento surtiera efecto, se requería la bendición de ciertos seres superiores. Tales conexiones del mito con la práctica médica han sobrevivido hasta nuestros días en la medicina de los últimos pueblos primitivos del planeta, por ejemplo, en las selvas de Brasil.

Cada escuela tiene su razón de ser, siempre y cuando sus métodos resulten efectivos. Solo los dogmáticos obstinados, que sin duda nunca han faltado, pueden caer en la idea absurda de contraponer unas enseñanzas a otras. Sería más correcto entender la inimaginable diversidad de sistemas de curación como una especie de unidad, aunque solo sea desde un punto de vista histórico, como la fuente a partir de la cual se ha desarrollado la medicina hasta nuestros días. A lo largo de mi vida como médico, cada vez lo he visto más claro, y por eso he acuñado el término «medicina mundial», un enfoque integrador para el avance de la medicina académica. A través de mi pequeña fundación, quiero atraer la atención de médicos y pacientes, de políticos e investigadores sobre este continuo de evolución histórica. Sobre todo porque, aparte de unos pocos etnólogos, apenas hay científicos que realicen una investigación comparativa en este terreno.

Sin embargo, todos sabemos lo necesario que es aprender unos de otros en todos los campos y en todas las áreas de la vida. Así pues, ya es hora de que superemos las fronteras culturales y de otros tipos en el ámbito de la salud y nos preguntemos: ¿qué valor puede tener la medicina empírica de épocas tempranas para la medicina del mañana? ¿Qué elementos podríamos aprovechar en nuestro beneficio? ¿Qué métodos han quedado demostrados por su efectividad? Y aunque todavía no hayan podido demostrarse, ¿acaso debe desaparecer para siempre de la historia de la medicina todo lo inexplicable? «Hay dos maneras de ver la vida», dijo Albert Einstein, «una es creer que no existen los milagros, la otra es creer que todo es un milagro». Yo pienso lo mismo. Desde mi punto de vista, uno puede ejercer la medicina académica sin desdeñar las artes curativas tradicionales. En cualquier caso, esta misma medicina nunca ha tenido ningún problema, a pesar de tantos esfuerzos por marcar sus fronteras ideológicas, en granjearse el éxito apropiándose del conocimiento de la medicina natural, por ejemplo, con la síntesis química de la aspirina, cuyo principio activo se obtuvo originalmente de la corteza de sauce. En algunos casos, bastaría con revalorizar ciertas prácticas históricas, como por ejemplo los grandes logros en el campo de la oftalmología, una de las disciplinas médicas más antiguas. En el Antiguo Egipto ya existía el oftalmólogo real, cuyos amplios conocimientos especializados elogiaba Homero. Las pequeñas operaciones en el ojo y en el párpado para tratar los orzuelos, por ejemplo, no eran menos conocidas que el uso de plantas medicinales, como la belladona y la atropina de hoy, para dilatar la pupila. El llamado «abatimiento» para el tratamiento de las cataratas, una opacidad del cristalino del ojo a menudo relacionada con la edad, formaba parte de la rutina médica. El origen de este método, transmitido por los babilonios, se remonta a unos casi 4.000 años. Si el procedimiento resultaba fallido, se le cortaban las manos al oftalmólogo, según revelan las tablas de leyes traducidas posteriormente. Pero si, en cambio, lograba operar con éxito, recibía una remuneración. Mucho más tarde, en 1747, el médico francés Jacques Daviel realizó la primera extracción de cataratas. No es de extrañar, porque los galos se distinguían, hace unos pocos miles de años, no solo por el arte de elaborar queso, sino también por su avanzada oftalmología.

ASPIRINA Ya Hipócrates conocía las propiedades medicinales de la corteza de sauce, que se usaba contra la fiebre y los dolores de todo tipo. A finales del siglo XIX, los trabajadores de la empresa Bayer sintetizaron el principio activo que contiene como «ácido acetilsalicílico» y lo patentaron bajo el nombre comercial de «Aspirina». El medicamento se extendió rápidamente por todo el mundo. Hoy en día, el ácido acetilsalicílico forma parte de varios centenares de preparados, y la Organización Mundial de la Salud (OMS) lo incluye en la lista de «medicamentos esenciales».

ABATIMIENTO   En este método, sin duda violento, se usaba un objeto puntiagudo («aguja de punta en forma de estrella») para perforar el ojo y se presionaba el cristalino opaco hacia abajo para permitir que la luz llegue nuevamente a la retina. En el mejor de los casos, la intervención mejoraba la visión del paciente, pero a menudo se originaban complicaciones, sobre todo infecciones, que no pocas veces resultaban mortales. Al parecer, Johann Sebastian Bach murió a consecuencia de dos operaciones oculares.

Es cierto que después de la revolución científica de finales del siglo xix reinventamos una cantidad infinita de cosas, pero ni mucho menos todas. Sería presuntuoso que por ello se reivindicara o asumiera la superioridad de la cultura occidental.

Simplemente, no existe una única ciencia médica verdadera. Ni los médicos convencionales ni los acupuntores o médicos alternativos están en posesión de tal verdad. Esto vale tanto para los tradicionalistas convencidos, que creen que podrían curar cualquier mal con glóbulos homeopáticos e infusiones de hierbas, como para los cirujanos, que prefieren echar mano del bisturí a mantener una conversación con sus pacientes; o, para dolores de espalda, proponer un masaje o sesión de osteopatía que ayude a relajar la musculatura y la fascia. Por no hablar de los curanderos esotéricos, y su menosprecio generalizado de los tratamientos médicos convencionales, si es necesario hasta la muerte del paciente. Todas las artes curativas, tanto las tradicionales como las modernas, tienen muchas virtudes diferentes. Lo que pasa es que les cuesta reconocérselo unas a otras. En lugar de trabajar juntos, los defensores de unas y otras insisten en marcar sus fronteras con recelo.

Nunca he alcanzado a comprender esta situación. A pesar de que me considero un médico científico, e incluso, como radiólogo y microterapeuta, tengo un compromiso profesional con la medicina tecnológica, siempre he desconfiado de la arrogancia científica. Ya en mis tiempos de estudiante pensaba que no podía reducirse todo a eso. Y en busca de lo que tenía que haber más allá, viajé una y otra vez a tierras lejanas y a continentes extranjeros, a la India, a las alturas del Himalaya y al colorido Bután, a Australia para visitar a los aborígenes, a Japón, a China y a Brasil, y también por toda Europa. Con la intención de averiguar qué se esconde tras los «secretos» de las medicinas del mundo, hablé con médicos y académicos, con sacerdotes y chamanes, y mantuve una larga conversación con el Dalai Lama. En algún momento, la investigación me llevó a mi propia historia familiar. Uno de mis antepasados, Carl Abraham von Hunnius, el trastatarabuelo de mi madre, fue uno de los primeros en introducir tratamientos naturales en la medicina clásica europea, en el siglo XVIII.

Médico de
sexta generación

Pasó mucho tiempo hasta que caí en la cuenta de que soy un médico de sexta generación. Al principio, mi inclinación por la medicina se debió a otras causas más dolorosas. Nunca se me habría ocurrido pensar que mi interés pudiera ser innato, por así decirlo, y tampoco llegué a percibirlo así. Hice lo que hacían la mayoría de los muchachos de mi entorno: me entusiasmaban la tecnología, los deportes y la música, jugaba a fútbol, hacía manualidades y aprendí muy pronto a tocar la guitarra. Además de todo esto, me gané la fama de ratón de biblioteca. Por otro lado, sin que mis profesores o mis padres me incitaran a ello, empecé a interesarme por la filosofía y la religión. Todavía hoy conservo muchas de estas primeras impresiones que adquirí entonces con cierta ingenuidad. Cada vez que escucho la canción de Paul Gerhardt «Geh aus, mein Herz, und suche Freud», me parece revivir el ambiente reflexivo y sereno que caracterizaba las misas de los domingos a las que asistía cuando era niño. El himno, escrito y compuesto a mediados del siglo XVII, me cautivó tanto en aquel entonces que durante mucho tiempo me planteé convertirme en pastor. Nunca consideré la opción que por entonces resultaba lógica y se daba por supuesta si crecías en una región minera. No quería seguir los pasos de mi padre, un ingeniero de minas muy vinculado a su trabajo y a su entorno. Aunque es verdad que en esta zona había muchas cosas que me resultaban fascinantes, como la construcción de galerías subterráneas. Hasta el día de hoy, no he logrado entender por qué nuestros antepasados no utilizaron esta técnica para acabar con el tráfico de automóviles y ferrocarriles en la región del Ruhr, donde vivo actualmente. Ni siquiera existe un metro subterráneo que conecte todas las ciudades que conforman la región.

Cuando era adolescente, sentí la necesidad de marcharme de allí, cuanto más lejos, mejor. Primero, para acercarme a esa lejanía soñada, a lo desconocido, comencé a estudiar sinología y filología románica. Quería sumergirme en las culturas a través del estudio de las lenguas.

El interés por la medicina estaba escondido en capas más profundas. Según me parece ahora, los miedos nacidos de la experiencia me bloquearon el paso en un primer momento, pero más adelante se convirtieron en la razón de mi entusiasmo por la medicina, la gran pasión de mi vida. Cuando era niño, a menudo sufría dolores de garganta e infecciones del oído, una afección que hoy, gracias a los antibióticos, no es tan dolorosa como la recuerdo. Todavía me acuerdo de las terribles visitas al otorrinolaringólogo y la extracción de sangre con agujas romas. En aquella época, las jeringas estaban mal afiladas: eran tubitos de acero que se esterilizaban y se reutilizaban muchas veces. Además, pocos eran los profesionales que se dignaban a conceder unas palabras amistosas o tranquilizadoras para hacer el procedimiento más llevadero. Como mucho, te daban una palmadita de ánimo, acompañada por el comentario: «¡Los chicos no lloran!». Y a ser posible, los padres debían quedarse en la sala de espera hasta que terminara el traumático procedimiento.

Nunca sentí vocación por un oficio que me parecía más bien cruel. Hasta el día en que tuve que someterme a una operación de amígdalas durante mi servicio militar, y luego a una operación del tabique nasal. Los tampones que me insertaron en ambas fosas nasales para detener la hemorragia me fueron «arrancados» bruscamente al día siguiente. Tuve la sensación de estar en manos de torturadores. Y sin embargo, este procedimiento formaba parte del «tratamiento» habitual. Nadie quería hacerme daño a propósito, eso ya lo sabía. Pero ¿era realmente necesario aquel tormento? Es muy posible que la duda que me surgió en ese momento fuera ingenua y, dadas las circunstancias de la época, injusta; pero nunca más ha vuelto a abandonarme. Aunque carecía de cualquier conocimiento técnico, pensé que había de ser posible llevar a cabo muchos tratamientos de un modo más sencillo y amable, sin exponer al paciente a ese pánico atroz a las operaciones o los médicos. Y así, entre dolores, fue como surgió la decisión espontánea de ser médico.

Aprender de chinos y asiáticos

Cuando tenía veintipocos años no me faltaba autoconfianza, pero tardé bastante tiempo en reunir el valor para atreverme a probar algunas cosas que los colegas más experimentados contemplaban con escepticismo, al menos en un principio. Al fin y al cabo, todo lo nuevo requiere que se superen los patrones de comportamiento establecidos, tanto los de los demás como los de uno mismo. Eso lleva tiempo, independientemente de cualquier consideración racional. De un modo similar, mi miedo a las jeringuillas no se disipó hasta que, durante mis estudios, una enfermera coreana me enseñó a introducir agujas sin aterrorizar al paciente. Esa mujer me enseñó también que tenemos la obligación de usar las herramientas médicas con precaución y cuidado, y que debemos ser conscientes de que todos los pacientes podrían estar sintiendo un miedo intenso, como me pasaba a mí de niño. En el entorno cultural de esta mujer, el trato compasivo es parte natural del oficio médico, y una condición indispensable para que los tratamientos den resultado. Este fue mi primer encuentro personal con la «medicina mundial» como yo la entiendo, de la cual podemos aprender más de lo que nuestro entendimiento científico-académico puede imaginar. Además, pronto se revelaría algo relacionado con los principios de mi educación académica. Había llevado el «virus» de la medicina china en mí desde la época de mis estudios en sinología. Mientras aprendía el idioma, había captado las primeras impresiones de la cultura tan avanzada que poseen los chinos. Entré en contacto con el confucianismo y el taoísmo, así como con las enseñanzas de la medicina china. Además, conocí a un médico chino que practicaba desde la medicina lo que yo había aprendido en el terreno de las humanidades. En primer lugar, entendía siempre a cada persona, a cada paciente, como la unidad de cuerpo, mente y espíritu. Y, en segundo lugar, aunque se tratara de un problema de hígado, pulmón o espalda, nunca realizaba un tratamiento centrado en el órgano en cuestión, en su disfunción aislada, como suele hacer la medicina occidental con la división en especialidades. Por el contrario, siempre diagnosticaba y trataba cualquier enfermedad considerando la interacción funcional de todas las regiones y órganos del cuerpo.

Si la tradición es cierta, el deber supremo de los médicos durante el imperio chino era mantener la salud de sus pacientes. Para ello, realizaban consultas preventivas periódicas, ya fueran semanales o mensuales. Sus honorarios procedían únicamente de estas consultas. Cuando, a pesar de todo, surgía una enfermedad, debían asumir su tratamiento de forma más o menos gratuita. Los pacientes tenían una especie de garantía en cuanto a la preservación de su salud; se trata de una reminiscencia de la medicina mundial que debería hacernos reflexionar. Si recuperásemos un sistema de prevención similar, por un lado, podrían reducirse los costes de tratamiento en un grado inimaginable, lo cual evitaría el inminente colapso financiero del sistema de sanidad. Por otro lado, esta medida contribuiría a humanizar nuestro negocio médico, cada vez más orientado a lo comercial. La relación personal entre médico y paciente cobraría una mayor importancia.

Lo cual no sería ninguna novedad. Durante generaciones, este ha sido un punto de partida natural para todo médico de familia, pero sin duda no resulta tan atractivo como el certificado de excelencia de un especialista. El afán de conseguirlo después de la especialización alimenta la ambición profesional más que nunca. No es de extrañar, por lo tanto, que el papel del médico haya perdido parte de la cercanía y calidez que solían caracterizarlo. Esto va con nuestra época dominada por la tecnología, y no es que tenga nada en contra de ella, excepto la alienación humana que la sigue tan de cerca, lo que en la práctica se traduce en la pérdida de importancia de la conversación con el médico y el despacho de pacientes en pocos minutos. Si hacemos caso de las estadísticas, el médico y el paciente solo hablan durante dos minutos por consulta. Tras otros cinco minutos de examen técnico la visita toca a su fin, sin contar el tiempo de espera previo, que puede durar horas. Alrededor del ochenta por ciento de los pacientes no saben qué afección sufren después de este tratamiento exprés, ni cuál es la acción o los efectos secundarios de los medicamentos que les han recetado.

Esto no es solo resultado de los grandes avances médicos y de la absoluta confianza que muchos médicos depositan en el diagnóstico técnico. También los pacientes quieren recibir una atención cada vez más especializada y, a ser posible, rápida. Con demasiada frecuencia conciben sus cuerpos como una aglomeración de órganos que pueden ser «reparados», operados y, si es necesario, remplazados de manera aislada. La confianza de los pacientes aumenta con el despliegue técnico del tratamiento. Muchos prefieren pasar a toda prisa por la consulta de un médico especializado a tener una charla tranquila con el cordial médico de familia de su barrio.

De todas maneras, no hay que echarle la culpa a los que buscan consejo médico. En primer lugar somos nosotros, los médicos, quienes corremos el riesgo de alejarnos de la ética profesional arrastrados por el ritmo agitado de esta sociedad competitiva. No quiero ser arrogante y excluirme de esto. Es cierto que nos gusta hablar sobre conceptos de tratamiento, sobre esta y aquella terapia, y nos atribuimos —no sin razón— algunos de sus éxitos. Pero ¿eso es todo cuanto podemos esperar de la medicina? ¿Podemos darnos por satisfechos con eso? ¿Somos todavía conscientes de las exigencias que deberíamos satisfacer para ser considerados «terapeutas»? Al fin y al cabo, el nombre del oficio hace referencia a la *therapeia* griega, que literalmente se traduce como «tratamiento» y «cuidado». Para Platón, este concepto de «cuidado» significaba, en un sentido filosófico, la orientación hacia el ser verdadero: *psychän therapeuein*, es decir, «cuidar el alma del paciente». ¿Qué médico podría decir hoy en día, con la conciencia tranquila, que eso es lo que hace siempre que dispone del tiempo que ello requiere? A excepción de los psicoterapeutas, cuyo tratamiento consiste precisamente en eso, muy pocos.

Quiero aclarar una vez más que esto no es un reproche a mis colegas. Y si lo fuera, tendría que hacérmelo también a mí mismo, al menos en parte. Pero no hay duda de que se trata de datos alarmantes. Porque si cada vez nos enfocamos más en la reparación de componentes aislados, de partes específicas del cuerpo, de este o aquel órgano, nos guste o no, perdemos de vista el conjunto, es decir, a la persona como un todo. La medicina humana está amenazada por la pérdida de su carácter humano.

Contra el fin del humanismo en la medicina

Cuando terminé mis estudios y tuve que decidirme por una especialidad, ya me asaltó esta reflexión. Entre semana, asistía a mis clases de radiología en el hospital universitario de Kiel. Los fines de semana realizaba sustituciones para consultas de medicina general en los alrededores. A veces, acompañado por un colega más avanzado, iba por los pueblos con el fin de adquirir experiencia con la práctica, igual que luego aprendería observando a los curanderos de otras culturas. Me decidí por la radiología para después, como médico rural, poder interpretar radiografías sin ayuda ajena.

Ese era mi plan. Pero nunca llegó a realizarse, o al menos no conforme al modelo usual de carrera médica especializada. Ni me convertí en médico rural ni en un radiólogo «especialista». Aún hoy, tras cuatro décadas de práctica médica, continúo mi búsqueda, como científico e investigador en el campo de la medicina académica, pero también como viajero a través de los campos de las medicinas del mundo, que han ido creciendo a lo largo de milenios. El descubrimiento y redescubrimiento de todo ese conocimiento acumulado no ha de considerarse menos importante que el desarrollo de nuevos métodos o técnicas de diagnóstico y de tratamiento en el terreno de la medicina tecnológica. Solo si ambos se unen podemos abrigar la esperanza de que el sueño de la salud eterna se vuelva cada vez más real. Aunque debemos tener claro que nunca se cumplirá del todo, en ningún lugar. Pero justamente por ello deberíamos reunir todo el conocimiento que ha resultado útil para ayudar a las personas. Ya sea la microterapia, por cuyo reconocimiento académico tuve que luchar durante años, ya sean la medicina alternativa o las artes curativas de los pueblos primitivos. ¿Por qué no han de poder compaginarse unos con otros? Siempre y cuando se haya probado su eficacia, tienen su legitimidad.

No tenemos que dar cabida a los farsantes, ni en la ciencia ni en los rituales de los chamanes.

Pero no podemos negar que en la India y en China, por ejemplo, algunas enfermedades se tratan desde hace miles de años de un modo más respetuoso que en Europa. Incluso los seguros médicos, prudentes por definición, se han dado cuenta de que es más sensato asumir los costes de un tratamiento profesional de acupuntura que pagar enormes sumas por una intervención quirúrgica que tal vez no habría sido necesaria.

El avance de la globalización, el acercamiento de mundos antes separados, debería permitir que finalmente se superaran también viejos prejuicios. Quizá no todos entenderán el beneficio terapéutico, y también económico, que se deriva de esto; pero se debe probablemente al carácter humano. Pues detrás de toda curación «paranormal» no tiene por qué haber una pantomima, solo porque no hemos podido descubrir el misterio. Este podría considerarse sin miedo el lado oscuro del progreso médico, el desarrollo de una autoconfianza que muchas veces desemboca en un sentimiento de superioridad. Pero este orgullo no es un buen consejero.

¿Cómo se cura sin análisis, electrocardiogramas y radiografías?

Los curanderos tradicionales no suelen poseer los conocimientos anatómicos, bioquímicos o fisiológicos que tienen que aprender todos los estudiantes de medicina antes de pasar el examen médico preliminar, ya que no disponen de los medios para examinar el cuerpo con las técnicas de imagen más avanzadas y, por tanto, no pueden observar los órganos de forma aislada. En cambio, deben comprender al ser humano de manera integral, como la unidad de cuerpo, mente y espíritu.

¿De qué otra manera iban a poder comprenderlo sin tener acceso a su constitución física?

En la actual civilización tecnocrática de Occidente, ya no necesitamos esta concepción, o al menos eso creemos, y tendemos a meterlo todo en el mismo saco e ignorar una información que podría ser valiosa. Las personas que quieren recibir un tratamiento se han convertido en clientes. No ahorramos costes ni medios para satisfacer sus necesidades como consumidores sin tener que acercarnos a ellos. Radiografiamos a mujeres, hombres o niños, o los metemos dentro del «tubo» para saber a la perfección cuál es su condición interna. Más rápido de lo que el paciente tarda en describir su problema —teniendo en cuenta que no suele saber mucho de medicina—, nos formamos una idea general de qué afecciones sufre, tanto teórica como tipológicamente.

En cambio, lo que se nos escapa es la individualidad del paciente como factor determinante de esta o aquella enfermedad. Es indiscutible que hoy en día es posible aliviar dolores y molestias como nunca antes. Muchos de los males que antes significaban una muerte segura, hoy en día pueden tratarse con éxito. Hoy es posible, incluso, trasplantar el motor de la vida, el corazón. En lo que respecta al tratamiento de los síntomas, somos insuperables. Ahora bien, ello no significa que estemos usando todos nuestros recursos para abordar la raíz del problema. «La operación fue un éxito, pero el paciente falleció», como dice un chiste bastante sarcástico y exagerado.

De cualquier modo, mi experiencia me ha enseñado que, especialmente en los casos menos claros, solo podemos lograr unos resultados sostenibles si establecemos una relación humana con el paciente, si lo tratamos más como un sujeto que como un objeto, y lo percibimos de modo personal. Las «enfermedades» no existen, sino tan solo las «personas enfermas», como lo resumió una vez Georg Groddeck, el pionero de la medicina psicosomática. Y cada persona enferma es única y singular. Eso es en lo único que somos iguales. Cada persona posee una personalidad individual y tiene derecho a recibir una atención personalizada. Muchos «misterios» de las medicinas del mundo, como veremos, pueden atribuirse principalmente a la relación empática de los curanderos con sus pacientes.

MEDICINA PSICOSOMÁTICA   Que el cuerpo y el alma están inextricablemente vinculados, que lo psicológico influye en los procesos físicos, y viceversa, constituye una convicción fundamental de la medicina antigua y tradicional de China e India, así como de otras medicinas holísticas, por ejemplo en África, Australia, América del Norte y América del Sur. Así pues, la disciplina que fundaron Johann Heinroth (1773-1843) y Georg Groddeck (1866-1934), conocida con el nombre de «medicina psicosomática», tenía en cuenta las causas psicológicas y sociales a la hora de diagnosticar y tratar las enfermedades, de modo que, hasta cierto punto, podría considerarse una rama de la medicina mundial surgida de manera autónoma.

Muy distinto es el credo político-sanitario de nuestros días, casi despiadado. Según este, se considera sana toda persona que funciona sin que le falle la maquinaria. Una comprensión francamente mecánica de la salud, que refleja un empobrecimiento humano al más alto nivel técnico. Pero no siempre se ha definido la «salud» con tanta trivialidad. El significado del término ha ido cambiando a lo largo de la historia. En la Antigüedad, se entendía desde un punto de vista antropológico, es decir, humanístico a la vez que científico. Se buscaba una armonía de la vida con el cosmos, mientras que la medicina china se basaba en el equilibrio entre el *yin* y el *yang*, fundamental para el concepto de salud. Hablaremos de este tema con más detalle en capítulos posteriores. Por el momento, bastará con este breve apunte, y con una referencia a la Edad Media cristiana, cuando se consideraba «saludable» a quien tenía la fuerza suficiente para soportar el sufrimiento. Así pues, tanto para los antiguos griegos y romanos como para los chinos, y también para los cristianos medievales, el componente espiritual tenía un papel esencial en lo que respecta a la salud.

Medicina
individualizada

En la definición que da la Organización Mundial de la Salud (OMS), puede leerse entre líneas la importancia de la situación psicológica y social y su influencia en la salud humana, y, por lo tanto, ese vínculo originario (desde una perspectiva histórico-cultural) entre enfermedad y salud. «La salud», dice el documento, «es el estado de completo bienestar físico, mental y social y no solo la ausencia de enfermedad y minusvalía». En otras palabras, incluso la persona discapacitada puede llevar una vida «saludable». Hacer que esto sea posible no es una tarea tan solo médica, sino también social, sin olvidar lo espiritual, pues la fe también puede sanar todo tipo de dolencias. Las palabras de consuelo y comprensión de una madre, de un médico o de un acompañante espiritual pueden obrar verdaderos milagros, ya que logran despertar el poder de autocuración que es inherente a todos nosotros. Aunque solo sea por un momento de esperanza. En mi opinión, todo tratamiento médico que no incluya esta atención empática será incompleto. Por muy urgente, o en ocasiones crucial, que sea recetar un determinado medicamento o realizar una operación quirúrgica, que una terapia surta efecto o que una cirugía salga bien dependerá siempre —repito— de factores individuales. En este sentido, la medicina no es una ciencia absoluta e indiscutible por el mero hecho de basarse en las leyes de la naturaleza.

Un herbolario indio que logre curar a un enfermo con un conjuro tendrá tanta razón como un profesor en el hospital universitario. Durante mis viajes, he podido presenciar en repetidas ocasiones de qué es capaz el poder de la sugestión y el saber tradicional sobre las propiedades curativas de todo tipo de plantas, conocidas y desconocidas. Algunos casos eran tan asombrosos que solo podía contemplarlo con incredulidad. Otras cosas me recordaron, de forma inesperada, a mi propia infancia.

Cuando éramos niños, al menor indicio de fiebre mi madre nos metía en la cama, nos dejaba sudar, y solo podíamos volver a levantarnos después de pasar tres días sin fiebre. Antes de llamar al médico, ella intentaba solucionar el problema con los remedios caseros que conocía o, mejor aún, prevenirlos. Se procedía según el principio que luego adopté como pauta para mi profesión: de lo fácil a lo difícil. Antes de recurrir a las pastillas antipiréticas del botiquín casero, un armario blanco con una cruz roja en la puerta, usábamos compresas frías que había que cambiar cada veinte minutos. Además, tomábamos zumos de verduras exprimidas a mano. Cuando lo recuerdo, todavía puedo sentir en la lengua el fuerte sabor de una tintura para la tos hecha con decocción de cebolla y azúcar piedra; con solo pensarlo me dan escalofríos. Aunque este remedio despiadado no siempre obtenía el éxito esperado, hay que reconocer que sin duda aliviaba las molestias y el dolor. En algunos casos, las prescripciones del médico servían de ayuda, pero no siempre fueron necesarias. La mayoría de las veces bastaba con la terapia natural. De hecho, en mi consulta médica he recomendado algunos de esos remedios a mis pacientes. Las compresas de agua fría son un remedio casero realmente fantástico para aliviar la fiebre aguda. Pero ¿quién se acuerda ya de eso?

Carl Abraham von Hunnius, el que vino del barro

Más tarde descubrí que estos remedios tan sencillos, que son la base de todas las medicinas del mundo, no solo se usaban también aquí, sino que además fueron descubiertos en parte por uno de mis ancestros. En algún momento, cuando ya hacía tiempo que yo ejercía de médico, mi madre, que era enfermera, me habló de Carl Abraham Hunnius: el progenitor médico de la familia, podría decirse. Nacido a finales del siglo XVIII, hijo de una familia de comerciantes alemanes en Reval, actualmente Tallin, en 1815 se había inscrito en la escuela de Medicina en el estonio Dorpat, hoy en día llamado Tartu. Después de graduarse, entre otras cosas, trabajó en un cuerpo de inválidos, antes de lograr establecerse como médico rural. El cuidado de pacientes adinerados no formó parte de sus tareas diarias en un principio. Con frecuencia, tenía que viajar en carro a lo largo de la costa para tratar a los pescadores más pobres y sus familias.

Fue un golpe de suerte, como pronto se vería. Y es que, durante sus visitas domiciliarias, había observado que cuando los hombres se sentaban frente a sus cabañas en los días más cálidos, tenían por costumbre meter las piernas en una tina llena de barro. Uno de ellos, del que Hunnius sabía que padecía ciática, le contó el bien que le hacía, cómo le ayudaba aquello a aliviar su dolor. Esta observación despertó en el médico la curiosidad del investigador. Alentado por un gran interés científico, llevó a cabo sus primeros intentos de tratar a soldados con problemas de espalda en la guarnición local. Enseguida se reveló que la terapia de barro ofrecía resultados sorprendentes para varias enfermedades, ya fuera reumatismo, neuropatía crónica y postoperatoria o afecciones cutáneas. De la práctica médica había surgido el descubrimiento de un nuevo método de tratamiento.

Desde entonces, y hasta el final de su vida, Carl Abraham Hunnius trabajó en la ampliación de «su» terapia natural, una de las primeras de la medicina moderna europea. A los baños de pies se les sumaron los vendajes y compresas con cieno caliente, baños en agua de mar fangosa, masajes y friegas. Cada vez más personas esperaban recuperarse bañándose con agua de mar caliente, o aliviar su dolor aunque fuera temporalmente. Los rumores del éxito se difundieron, y entraron en escena los inversores privados. En 1825, propiciaron la fundación del primer «sanatorio de agua de lodo» en Haapsalu, una ciudad a la que Tchaikovski incluso dedicó una sinfonía. La pequeña ciudad en el mar Báltico se convirtió en un centro termal, y hasta la familia del zar ruso la visitaba de vez en cuando.

El hombre que había hecho todo esto posible gracias a su mentalidad abierta ascendió al cargo de «consejero de Estado» antes de adquirir un título nobiliario. Quién sabe qué otras cosas le deberíamos si no hubiera fallecido en 1851, con tan solo cincuenta y cuatro años, a consecuencia de una infección que había contraído cuando atendía a una niña enferma. Pero incluso así puede reclamar su lugar en los anales de la medicina natural, junto a otras grandes figuras como Sebastian Kneipp, el pionero de las aplicaciones de agua fría. Y bien puede ser que mi gran interés por los métodos de la medicina alternativa no provenga únicamente de esta historia familiar tan personal. Algunos de mis colegas se han mostrado un tanto hostiles por el hecho de que haya recurrido a esta herencia en mi propia consulta, pero he de decir que tal hostilidad no tiene una justificación racional que pueda probarse científicamente. Los celos profesionales condenaron a la medicina natural, que en el siglo XIX empezaba a revivir, a una existencia sombría, de la que solo ahora va emergiendo lentamente. El valor real de las terapias alternativas nunca ha sido merecedor de este desprecio.

EL MÉTODO KNEIPP   Al igual que ocurría en la medicina ayurvédica de la India, la interacción del cuerpo y la mente desempeña un papel decisivo en la enseñanza del cura algoviense Sebastian Kneipp (1821-1897). Su hidroterapia, que incluye métodos como caminar sobre el agua o la nieve, los chorros de agua, baños parciales y completos, se basa esencialmente en la alternancia térmica. Con aplicaciones frías, calientes y alternas, se mejora la circulación de las partes del cuerpo a las que se apliquen, y se estimulan los procesos metabólicos. El agua caliente ayuda a destensar la musculatura; la fría, en cambio, tiene un efecto revitalizante, y la alternancia de frío y calor estimula la circulación y reduce el riesgo de infecciones.

Plantas medicinales y medicamentos, venturas y desventuras

Por supuesto, no podemos hacer retroceder la rueda de la historia hasta Jean-Jacques Rousseau. A mediados del siglo XVIII, en el marco de la temprana Ilustración francesa, el filósofo naturalista desconfiaba de todo aquello que había sido «desnaturalizado», es decir, alterado de su estado natural. Por lo general, su teoría médica rechazaba el uso de medicamentos sintéticos. Solo admitía el empleo de lo «puro». La naturaleza debería recurrir a sí misma. Ya entonces este punto de vista no le procuró mucha atención por parte de la comunidad médica. Si le hubieran hecho caso sin vacilar, habrían podido abandonar de inmediato y para siempre la lucha contra pestes y epidemias. Solo con el desarrollo de medicamentos nuevos se podían vencer las enfermedades que de otro modo resultaban mortales o causaban sufrimiento de por vida. Solo hay que pensar en la tuberculosis o en la fiebre puerperal, que podrían haberse erradicado casi por entero con el uso de antibióticos y las medidas de higiene necesarias. Esto es indiscutible. Por un lado, no podemos dar la razón a los sectarios que repiten hasta la saciedad que la industria farmacéutica produce solo veneno.

Por otro, el uso de plantas medicinales constituye uno de los tratamientos más antiguos. Dos tercios de la población mundial confían en ellas. Actualmente, en Estados Unidos los pacientes gastan más en medicinas alternativas que en la convencional. En todo el mundo se utilizan más de veinte mil remedios naturales. Sus efectos no han sido plenamente estudiados ni explicados científicamente, pero sí los respalda la tradición de la medicina popular, puesto que se han experimentado desde hace milenios. Aparte de eso, los componentes de plantas medicinales como la morfina, derivada de la adormidera, o la digitalina, extraída de la dedalera, se han utilizado desde hace mucho como principios activos de medicamentos comunes, como, por ejemplo, en la medicina para el dolor o para tratar afecciones cardíacas.

Las plantas medicinales no son la panacea, como creían las «brujas» herbolarias proverbiales, pero tampoco son tan ineficaces como afirman algunos profesionales de la salud. Además, no son inocuas en todos los casos; la digitalina siempre fue uno de los venenos preferidos por los asesinos. Sin embargo, es cierto que la administración de hierbas y raíces suele conllevar menos riesgos que el uso de medicamentos químicos. Y ello se debe a que la experiencia acumulada con estos es más extensa que con los medicamentos producidos sintéticamente. Recordemos las terribles consecuencias que tuvo la prescripción de la talidomida, un tranquilizante. Los hijos de las mujeres que lo tomaron durante su embarazo están marcados para toda la vida. De entre todas mis investigaciones sobre las medicinas del mundo, nunca me he encontrado con un escándalo comparable a este.

Lo que caracteriza a las medicinas del mundo no son los escándalos, sino los buenos resultados. He visto, leído, escuchado y observado muchas cosas que deberíamos integrar en la medicina académica, y no en algún momento futuro, sino lo antes posible. Nuestros límites autoimpuestos se han vuelto tan anacrónicos que resulta ridículo seguir manteniéndolos. Como dice el proverbio, el orgullo precede a la caída. Es innegable que, en la actualidad, no puede hablarse de una crisis en los terrenos de la cirugía, la ginecología, la ortopedia y otras disciplinas. Pero tampoco tenemos razones para ignorar la evidencia. Los naturópatas, dado que sus métodos se basan sobre todo en la experiencia y rara vez en conocimientos científicos, suelen usar términos comprensibles para todos. La terminología china especializada no es lo suyo. Más que definir, describen. Por ejemplo, dicen cosas como «los fluidos corporales nocivos son expulsados o evacuados».

Si se traducen los diferentes idiomas de las medicinas del mundo siempre aparece un lenguaje gráfico y metafórico. Me ha sorprendido encontrarlo en multitud de lugares, tanto en el Himalaya como en

Oriente. Y, a la vez, siempre he tenido la impresión de que los curanderos sabían muy bien de qué estaban hablando. Para seguir con el mismo ejemplo, los curanderos y las curanderas conocían perfectamente los «fluidos corporales», los efectos de las plantas medicinales y qué daños podían causar en algunas circunstancias, a pesar de no haber oído hablar jamás de las fórmulas químicas de las sustancias. Resulta esperanzador que también la civilización occidental se muestre cada vez más dispuesta a reconocer esta sabiduría. Y, sin duda, son los pacientes quienes ejercen la presión en esta cuestión. Gracias a las nuevas tecnologías, saben más y quieren comprender más, y por tanto, nosotros, como médicos, estamos obligados a quitarnos las anteojeras y bajarnos de nuestro caballo.

Hace dos o tres décadas, si un paciente hubiera solicitado un tratamiento de acupuntura para aliviar su dolor lo habrían despachado con un gesto de desaprobación y hastío, y a menudo le habrían desaconsejado tal insensatez, pues los acupuntores se consideraban charlatanes. Hoy en día, muchos colegas ofrecen tratamientos de medicina china para el dolor como terapia complementaria, aunque no saben explicar con exactitud en qué consiste su eficacia. Se trata de una victoria de las medicinas del mundo debida a una tolerancia cada vez mayor. Y es que no es necesario desvelar todos los secretos para beneficiarnos de ellas. Negar esto equivaldría a negar el poder sanador que poseen las madres sobre sus hijos en situaciones difíciles. Para mí, esto está fuera de toda duda.

Unir lo nuevo
con lo viejo

Nuestra confianza en los hechos demostrados pone de manifiesto nuestra fe en la naturaleza. Esto no ha de obstaculizar nuestro afán investigador, sino que, al contrario, puede estimularlo. En muchos casos, es el espiritualismo, la creencia en una naturaleza espiritual oculta en las cosas, lo que nos salva de la desesperación, sobre todo cuando no logramos descifrar aquello que queremos explorar. Los espíritus más libres de la ciencia lo saben de sobra, pero nosotros, como médicos, no estamos obligados a descartar un método determinado por el hecho de que este logre resultados que nos parezcan milagrosos. Por ejemplo, la técnica de masaje ayurvédico, que en la cultura india se practica desde tiempos antiguos, es una de las experiencias más bellas que he vivido. Si se practica correctamente, proporciona una relajación completa y una revitalización del organismo. Uno se siente fortalecido, con la mente clara y lleno de energía. Hasta ahora, no he encontrado ninguna pastilla que tenga un efecto similar. Desde luego, es posible que no todo lo que abarca el concepto del ayurveda sea factible en nuestro tiempo y en nuestras circunstancias. Pero, a pesar de todo, ahora es más necesario que nunca conectar lo antiguo con lo nuevo. La sabiduría de ayer puede convertirse en la experiencia práctica de mañana.

Las distintas vertientes de la medicina natural y de los tratamientos alternativos podrían convertirse en los elementos esenciales de la medicina integral del futuro. Para lograrlo, es necesario contar con una investigación de calidad, y con una curiosidad y una tolerancia científicas; en cambio, no debemos entrar en especulaciones triviales sobre si los diferentes enfoques y métodos son válidos o no. La medicina académica no es un sistema cerrado, sino que está en constante cambio, y por ello las condiciones actuales son inmejorables para la síntesis de una medicina mundial integradora e intercultural. Ya sea la medicina china o el ayurveda, la terapia con plantas medicinales o con medicamentos sintéticos, los masajes o la osteopatía, los exámenes físicos o un diagnóstico radiológico, todos persiguen un mismo objetivo: ayudar a las personas. Y eso es lo que une a todos los terapeutas de todo el mundo.

OSTEOPATÍA   La osteopatía (del griego *ostéon*, «hueso», y *pathós*, «sufrimiento») es un procedimiento diagnóstico y terapéutico que se realiza de forma exclusivamente manual, es decir, con las manos del osteópata. El concepto se remonta al médico estadounidense Andrew Taylor Still (1828-1917) y se centra en la movilidad del cuerpo en su totalidad. Dado que todas las funciones corporales dependen de la interconexión de los sistemas nervioso y vascular, es preciso eliminar los «bloqueos» (por ejemplo, de los músculos y la fascia) para restablecer la regulación básica, que también afecta a los órganos. El osteópata favorece este restablecimiento mediante técnicas manuales. En Alemania, los términos «osteopatía», «terapia manual» y «quiroterapia» a veces se usan indistintamente. Este uso es incorrecto, ya que la quiroterapia consiste en el uso de técnicas especiales de masaje destinadas a eliminar contracciones musculares causadas por sobrecargas biomecánicas. Ya Hipócrates utilizó técnicas manuales, sobre todo para el tratamiento de dolores de espalda.

Lo que debemos superar no es la revisión crítica, sino la creencia generalizada de que un método es mejor que el otro. Los pacientes tienen derecho a ello. Allí donde lo requiera la responsabilidad médica, deberíamos estar dispuestos a superar nuestros propios límites. Es preciso que los difuminemos un poco. El juramento hipocrático que hicimos nos obliga a cuidar del paciente, no a trabajar en un almacén. Los secretos maravillosos que están aún por explorar en el vasto campo de la medicina mundial ofrecen más de lo que podemos llegar a imaginarnos. Solo paso a paso podemos indagar en la *terra incognita* y descubrir lo desconocido, también en este libro.

Todo fluye: los principios de la medicina

«En el principio era la Palabra», dice la Biblia. Para los cristianos, esta es una afirmación básica de su creencia religiosa, ni más ni menos que su fundamento. Pues: «La Palabra era con Dios, y la Palabra era Dios». Así pues, debió ser la «Palabra» de Dios la que creó el mundo. Una declaración algo temeraria para aquellos que no comparten la fe, y una suposición que no puede probarse científicamente. Por eso, no podremos deshacernos de la duda mientras sigamos interpretando la afirmación «En el principio era la Palabra» como una metáfora de la creación divina. Pero, ¿qué pasa si tratamos de entender la oración literalmente, en relación al desarrollo de la sociedad humana? Entonces nos damos cuenta enseguida de que todas nuestras características y capacidades actuales parten del desarrollo de la habilidad de hablar entre nosotros. No fue hasta que surgió la palabra que pudimos reflexionar sobre nuestras vidas y nuestro destino, así como sobre el sufrimiento y el dolor, sobre la enfermedad y la curación: sobre todo lo que formaba parte de nuestra existencia.

Del mismo modo que el lenguaje surgió de la necesidad de unir esfuerzos para conseguir alimento en tiempos de escasez o para hacer frente al peligro, los humanos también esperaban que el lenguaje les proporcionara alivio y salud, mucho antes de que se conocieran los efectos medicinales de las plantas y las terapias manuales. Siguiendo el ejemplo de la Biblia, podría decirse: en el principio fue la medicina hablada. Tanto en el Antiguo Egipto como en la Antigüedad griega, las artes curativas surgieron de una concepción mental, o mejor dicho espiritual, del cuerpo. De hecho, los filósofos jonios presocráticos eran, además de filósofos, médicos.

La curación espiritual

Podría decirse que una gran parte de los mitos se crearon motivados por una aspiración médica, es decir, para ofrecer un consuelo espiritual y para encontrar respuestas a las preguntas que el destino planteaba. Dado que los antiguos creían hallarse en manos de seres superiores, los invocaban mediante rituales para mejorar su salud, y no hay duda de que estos rituales podían surtir efecto, pues estimulaban el poder de autocuración de los creyentes. ¿Acaso no ocurre algo similar hoy en día? ¿Acaso no esperamos de la tecnología médica todos los milagros que antiguamente se esperaban de los dioses? Dicho de manera más simple, en tiempos remotos, el efecto placebo funcionaba igual que lo hace en nuestra época iluminada por la tecnología.

En cualquier caso, el tratamiento médico, tal y como lo entendemos hoy en día, fue sustituyendo gradualmente a la antigua «curación espiritual». Cuando los pensadores primitivos empezaron a proceder de un modo especulativo, establecieron unas bases de conocimiento sobre las cuales se ha ido construyendo la ciencia médica a lo largo de la historia, hasta llegar al momento presente: el continuo histórico de una medicina mundial que no hemos considerado como tal desde hace mucho tiempo.

Las tradiciones médicas más antiguas se remontan a unos 5.000 años atrás, al Egipto de los faraones. Los ojos, la piel y los órganos internos ya se trataban conforme a principios racionales y no solo con hechizos, amuletos o conjuros. Remedios como la belladona, la atropina de hoy, el aceite de ricino, el comino negro, el aloe vera, los higos, los dátiles o la miel, usada para desinfectar entre otras cosas, se empleaban a modo de terapia. La sutura de heridas, la cirugía ocular y de extremidades, así como la circuncisión, fueron posibles gracias al desarrollo de agujas y otros instrumentos de cobre, al igual que la extracción de dientes y el tratamiento de tumores. Los sacerdotes eran guías espirituales pero también médicos en el sentido estricto de la palabra, es decir, ginecólogos, cirujanos, oftalmólogos, dentistas. De aquellos tiempos conocemos sobre todo a Imhotep, considerado el primer erudito universal y sumo sacerdote, que debió de vivir alrededor del 2600 a.C. No solo ha pasado a la historia como maestro constructor de las pirámides de Saqqara, situadas en la orilla occidental del Nilo, a veinte kilómetros al sur de El Cairo. Las leyendas también le atribuyen la invención de la escritura egipcia.

Todavía es motivo de controversia el hecho de si puede considerarse a Imhotep, además, el fundador de la profesión médica —en su época, la formación de los médicos era dura y tediosa—, o si su influencia sobre el saber imperante allanó el camino para el nacimiento paulatino de una ciencia médica. Esta alcanzó su punto álgido en Alejandría, que fue el centro del conocimiento y la cultura a partir del siglo III a.C. Durante siglos, sirvió de escenario para la enseñanza y la investigación, y todo el conocimiento de la época estaba recogido en la famosa biblioteca de Alejandría. Aquí se reunían los académicos, investigadores y estudiantes de la época.

Aunque no pueda decirse mucho más sobre Imhotep y su importancia para la medicina, es evidente que sus enseñanzas ejercieron al menos una notable influencia indirecta en los filósofos griegos. Como, por ejemplo, en Aristóteles (384-322 a.C.), quizá el pensador más célebre de la Antigüedad. A pesar de que no trabajó como médico, sí se adentró en el campo de la anatomía y diseccionó animales para investigar sus atributos.

Así pues, contribuyó significativamente al avance de la medicina al fundar la anatomía comparada, algo que suele olvidarse cuando se habla de su importancia como filósofo.

Armonía interior
y exterior

Un siglo antes, Empédocles (h. 495-435 a.C.), también muy influenciado por el pensamiento mítico, ya había formulado la «doctrina de los cuatro elementos» a partir de la filosofía de la naturaleza. Desde su punto de vista, fuego, aire, tierra y agua eran elementos inmutables y constituían las sustancias eternas fundamentales de la vida. Los elementos estaban vinculados a las deidades griegas antiguas: Zeus, el dios supremo, representaba el fuego; Hera, su esposa y hermana, el aire; Hades, el señor del inframundo, la tierra; y Perséfone, diosa de la muerte y la fertilidad, el agua. La tierra simbolizaba lo firme y arraigado, mientras que el agua encarnaba todo lo que es suave y blando. Una persona gozaba de buena salud si los elementos estaban equilibrados. Tan pronto como este equilibrio se veía perturbado, por el exceso de uno o la escasez de otro elemento, amenazaba la enfermedad.

El médico romano Filistión de Locris (h. 427-347 a.C.), uno de los médicos más famosos de su época y contemporáneo de Platón, aplicó esta doctrina de los elementos a la medicina y desarrolló a partir de ella la teoría del equilibrio de los elementos. Si, por ejemplo, predominaba el calor, el «fuego», en el cuerpo, se aplicaba como tratamiento el elemento opuesto, en este caso, agua fría. Y, para compensar una deficiencia o reducir un exceso, era importante cambiar la alimentación y usar minerales o plantas medicinales. Si además el paciente creía que el tratamiento estaba bendecido por los dioses, las perspectivas de curación eran aún mejores.

Me pregunto si esto dista mucho de cómo tratamos a los pacientes hoy en día, sin contar la intervención divina, dos mil quinientos años más tarde. De hecho, el juramento que los médicos seguimos prestando actualmente se remonta a uno de los representantes más notables de esa cultura: el griego Hipócrates (h. 460-370 a.C.). El hasta hoy venerado como «padre de la medicina» juró por los dioses, según la versión original de su juramento: «Venerar como a mi padre a quien me enseñó este arte, compartir con él mis bienes y asistirle en sus necesidades; considerar a sus hijos como hermanos míos, y enseñarles este arte gratuitamente si quieren aprenderlo; comunicar los preceptos vulgares y las enseñanzas secretas y todo lo demás de la doctrina a mis hijos y a los hijos de mis maestros, y a todos los alumnos comprometidos y que han prestado juramento según la costumbre médica».

En tiempos de Hipócrates era habitual hablar de hermanos y no de hermanas. Pero, en realidad, también las mujeres ejercían la medicina desde tiempos remotos, primero como matronas, como es el caso de la madre de Sócrates. Las matronas fueron, por así decirlo, las precursoras de los médicos. Su erudición, a veces mística, en materia de hierbas, venenos y drogas, así como sus conocimientos quirúrgicos para asistir en los partos debieron de ser sorprendentes. Por ello, más adelante fueron acusadas de brujas, perseguidas e incluso asesinadas. Una de las primeras médicas de la historia documentadas fue la llamada Fenóstrata, que al parecer vivió en Atenas en la misma época que Hipócrates, el siglo IV a.C. Fue médica (*iatros*) y matrona (*maia*) al mismo tiempo. Así lo atestiguan las tumbas áticas de este periodo.

Yo, personalmente, entiendo el «juramento hipocrático» como el documento fundador de una medicina intemporal, cuyos representantes —hombres y mujeres— deberían asumir el deber de sanar a las personas ayudándolas a alcanzar la armonía social y la armonía interna consigo mismas. Este legado de nuestros antepasados no debe conservarse como un mero recuerdo honorífico, sino reavivarlo con conocimientos nuevos, sin perder nunca de vista la totalidad de nuestra existencia humana. Nunca debemos olvidar a nuestros predecesores.

Cielo y tierra,
fuego y agua

Los griegos no fueron los primeros en reconocer la importancia del equilibrio interior para el hombre. Ya en el Génesis, en el mito de la Creación surgido probablemente entre los años 900 y 800 a.C., se habla del cielo, la tierra, la luz y el agua como los componentes básicos de la vida. Algo similar formulaba Tales de Mileto, un pensador griego que vivió a finales del siglo VII a.C. y principios del VI a.C., que fue admirado por su sabiduría y considerado el primer filósofo. Según se describe en el Antiguo Testamento, Tales contemplaba el elemento agua como un fenómeno natural animado. Algo más tarde, Heráclito, desde la ciudad griega de Éfeso (h. 520-460 a.C.), hizo su aparición en la historia del pensamiento y la historia natural. Por primera vez, concibió a todos los seres en un constante devenir y cambio. La parábola que empleó para expresarlo era muy simple. Nadie, aclaraba, podía bañarse dos veces en el mismo río. Porque «todo fluye». La expresión griega, *panta rei*, se convirtió en una frase hecha. Menos conocida es, sin embargo, la concepción que Heráclito tenía del fuego, aunque pertenece al mismo enfoque. Para el filósofo, el fuego del mundo era el principio divino de todo devenir: igual que todos los seres proceden del fuego, con el fuego regresarán al ciclo eterno de la existencia del mundo. De este modo, daba una explicación filosófica a las fases de cambio de la teoría de los elementos.

Nadie podría afirmar que Heráclito fuera descaminado con su filosofía. Pues, desde hace tiempo, se ha aceptado y fundamentado científicamente la hipótesis de que el universo, y por tanto también la Tierra, se originó a partir del *big bang*, una gran explosión. ¿Acaso no suena este término como un sinónimo de aquel «fuego» al que el pensador griego lo atribuía todo, a pesar de que su comprensión del cosmos se basaba en ideas míticas?

La medicina unani

Si observamos la evolución humana, y en especial la historia de la medicina, enseguida nos daremos cuenta de que las conclusiones a las que han llegado las distintas culturas, en diferentes momentos, siempre son las mismas, aunque lleguen por caminos distintos. La existencia de una medicina mundial, que hasta ahora apenas se ha tomado en consideración, estuvo presente desde el principio, arraigada en la esencia de la existencia humana, con el mensaje implícito de que todos somos iguales, independientemente de nuestras diferencias externas como el color de la piel o la estatura. Todo lo que se ha derivado de estas peculiaridades, siempre ha resultado ser una tontería y, lo que es peor, un intento de discriminación racial. Lo que es innegable es que existe un dualismo causal de efecto recíproco entre el cuerpo, por un lado, y la mente y el espíritu, por el otro. Sobre esta concepción se cimentaron las artes curativas de los aborígenes en la selva australiana, así como las de los indios, los chamanes, las «brujas» de la Edad Media o los monjes, cuyos monasterios fueron el caldo de cultivo del que surgió la medicina europea moderna.

Las monjas y los monjes de la Edad Media, que habían adquirido una extensa cultura gracias a los libros, conocían tan bien el legado médico de los antiguos que podían utilizarlo como base de su formación. Aunque los nuevos conocimientos podían tardar en transmitirse, por ejemplo, desde el mundo árabe al europeo, o incluso hasta Asia, al final terminaban difundiéndose, ya fuera a través de rutas comerciales, peregrinaciones o campañas militares. Lo nuevo se combinaba con las ideas y conocimientos propios. Un ejemplo de ello es la medicina greco-árabe unani, que surgió en el mundo árabe, y que en cierto modo podría considerarse la primera medicina mundial.

«Unani» en árabe significa «griego» (para ser más exactos, «jónico»), y es que, en lo esencial, esta escuela médica se basa en la «doctrina de los cuatro elementos» que ya hemos mencionado antes y en la patología humoral procedentes de la Antigüedad griega. El médico persa Ibn Sina (980-1037), más conocido como Avicena y a quien sus discípulos llamaban «Príncipe de los médicos», había dado a conocer dicha doctrina en el mundo de habla árabe, y más tarde esta se difundió hasta más allá de Oriente y recibió la influencia de la medicina y la filosofía medievales. En su obra más importante, *El canon de la medicina*, había recopilado todos los conocimientos médicos acumulados hasta ese momento, y con ello sentó las bases para su posterior desarrollo. Su *Canon medicinae* se convirtió en una obra médica de referencia durante siglos. Sus mismos pacientes ya lo admiraban y lo veían como un sanador extraordinario; además, desempeñó diversos cargos políticos. Pero precisamente por su gran popularidad fue también víctima del odio por parte de representantes de la medicina y la política, así como de fanáticos religiosos; fue perseguido y pronto se vio obligado a huir de Bagdad a Isfahán. Poco después, según se dice, quemaron su casa y gran parte de su obra.

MEDICINA MONÁSTICA La llamada medicina monástica de los benedictinos y cistercienses reunió el conocimiento acumulado durante todo un milenio sobre la naturaleza, la medicina y la enfermería. Los monasterios eran el lugar donde se instalaban los hospitales, como aparece en las disposiciones organizativas de las reglas benedictinas: en ellas se describía con detalle el mobiliario de las habitaciones del hospital, las tareas de los enfermeros, los baños, la preparación de medicamentos y la alimentación. La medicina monástica siempre debía cumplir dos tareas: ocuparse del tratamiento de los enfermos, pero también preservar su salud, es decir, ejercer la prevención. Y en ello consistía el estilo de vida que se cultivaba en los monasterios: comida y ayuno, ejercicio y descanso, celebración y recuperación se alternaban regularmente. La educación y la religiosidad cristianas completaban un estilo de vida que contemplaba todos los aspectos del ser humano, orientado a conservar la salud y el bienestar.

Otro nombre que sin duda debemos mencionar aquí es el del médico y filósofo persa-árabe Rhazes (Abu Bakr Muhammad ibn Zakariya al-Razi, 865-925). Como lógico, tenía en gran estima el «conocimiento milenario de los libros»; en cambio, se mostraba escéptico con los resultados obtenidos a corto plazo, también en la medicina, y trató de demostrarlos o rebatirlos con sus propios experimentos. Muchas de sus obras importantes, como El libro integral de medicina, se utilizaron durante siglos para los estudios de medicina y para exámenes de universidades occidentales. Rhazes se considera uno de los primeros en reconocer que la psique es esencial en el proceso de curación, y pedía a sus estudiantes que se convirtieran en «buenos médicos del alma». Como veremos más adelante, el mundo árabe fue también el primero en disponer de hospitales para enfermos mentales, ya en el siglo IX, mientras en Europa se los seguía encerrando en las llamadas «jaulas de locos».

Es aún más lamentable que gran parte de este florecimiento de la medicina árabe se haya perdido. Si hemos conservado algo se lo debemos principalmente a los curanderos judíos, que tradujeron multitud de tratados árabes. En el judaísmo, la medicina siempre ha representado un bien cultural de gran valor, y sus conocimientos se transmitieron oralmente de generación en generación. A menudo, los médicos judíos debían enfrentarse a la oposición de la Iglesia, y atendían a pacientes también de fuera de su comunidad, que acudían a ellos por su extraordinario conocimiento médico. Los antiguos soberanos los reclamaban como médicos personales. Pero, como es bien sabido, durante milenios la cultura judía ha tenido que soportar grandes sufrimientos, golpeada por el exterminio, el holocausto y la huida, por lo que no han sobrevivido más que unos pocos nombres de curanderos y médicos.

Encontramos una honrosa excepción en el médico y filósofo religioso, así como jefe espiritual de los judíos orientales de Egipto y Palestina, Moisés Maimónides (1138-1204), uno de los eruditos más influyentes de la Edad Media. Escribió importantes trabajos sobre derecho judío, ética y medicina; entre ellos, comentarios en lengua árabe sobre medicina antigua, así como manuales para el tratamiento de muchas enfermedades, guías médicas sobre medicina herbaria y estilo de vida.

Descubrí a Maimónides muy al principio de mi carrera como médico, y me inspiró un gran respeto. Me impresionó la manera en que formulaba el estado entre los dos extremos de salud y enfermedad, con muchas etapas intermedias que pueden desarrollarse en una u otra dirección, de manera distinta en cada individuo. Esto no me venía de nuevo, tras mis estudios de sinología en Bochum, yo sentía y pensaba de manera similar. Así era como yo había entendido la filosofía de la medicina china. Para Maimónides, cuerpo y alma interactuaban cada segundo y a lo largo de toda la vida. A veces más, y a veces menos. Seguramente, no concebía un tratamiento puramente mecanicista del cuerpo como el que enseñaba Galeno. Según la tradición, era muy admirado ya en vida: «Así como con su conocimiento se ha convertido en el médico del siglo, con su sabiduría cura además la enfermedad de la ignorancia».

Hoy en día, la medicina unani que fundaron estos precursores puede estudiarse en universidades de la India y Pakistán. A pesar de todas las diferencias políticas, que existían también antiguamente, con esto tuvo lugar un primer intercambio sistemático de prácticas médicas y principios espirituales entre Este y Oeste, del que creo que todos deberíamos tomar ejemplo, tal vez ahora más que nunca.

Donde fluye el «chi»: mi visita al Reino del Medio

L o que ha permitido a los médicos aliviar el sufrimiento, en todas las épocas y lugares, no ha sido la obstinación por lo separado, sino el conocimiento de una constante transformación recíproca. Los que se limitan a tratar cada parte por separado podrán quizá reparar, a menudo con bastante éxito, pero no lograrán curar. Esto nos permite reflexionar, primero, sobre nuestra existencia dualista, de cuyo equilibrio resulta a su vez el equilibrio interior, la sensación de salud. En mi caso, debo esta concepción a mi primer encuentro con la medicina china.

Los fundamentos de esta medicina tradicional proceden de reflexiones filosóficas de más de cuatro mil años de antigüedad, que se enmarcan en el sistema del yin y el yang. El yang, blanco, representa a lo claro, duro, caliente, masculino, activo y en movimiento; mientras que al yin, negro, se lo caracteriza con los atributos de oscuro, blando, frío, femenino, pasivo y tranquilo. Si los dos componentes de la vida se hallan en equilibrio, la persona se sentirá sana. Del bienestar mental se deriva el bienestar físico. El propósito de cada cuerpo es dejar que yin y yang fluyan de manera uniforme. Todo se relaciona con los polos opuestos, también toda enfermedad o terapia, ya sean plantas medicinales, masajes, meditación de movimiento o acupuntura; lo material con el yin y lo energético con el yang. Si hay una falta de armonía entre ambos, ello conduce a una pérdida de la energía vital o «chi» (qi). Hoy diríamos que, cuando las defensas del cuerpo están dañadas, las personas son más propensas a contraer enfermedades. «El dolor es un grito del chi para fluir libremente», como reza un antiguo proverbio chino; se considera que el chi es inherente al cuerpo y la psique, así como a la naturaleza en general.

Todavía no se ha podido demostrar si realmente funciona de ese modo. Tal vez se trate tan solo de una interpretación, un intento de formular una explicación plausible para lo que hasta ahora ha permanecido inexplicable. Todavía no existe una demostración científica de las relaciones funcionales. Podemos decir sin miedo a equivocarnos que se trata de un misterio sin resolver de la medicina mundial. Por otro lado, sí se ha demostrado que los tratamientos basados en el supuesto de que hay un «atasco de las fuerzas que fluyen» pueden resultar muy eficaces. Durante milenios, la acupuntura ha sido una de las terapias más relevantes de la medicina china. Esta consiste en clavar unas agujas muy finas en aquellos puntos en los que se sospecha que están los bloqueos con la intención de disolverlos. Si lo efectúa una mano experta, el procedimiento ha de ser indoloro. Como resultado, se origina el «De-Qi», la llamada «sensación acupuntural» o *needle grasp* en inglés. Para lograr el efecto deseado, esta sensación ha de ser percibida tanto por el paciente como por el acupuntor. Este conoce los puntos correctos gracias a su experiencia, y no tanto porque posea conocimientos anatómicos especiales. Lo único que importa es que logre aliviar el dolor del paciente. Ya a principios del siglo XVI de nuestra era, el médico, alquimista, astrólogo, místico y filósofo Paracelso escribió: «Es médico quien sabe de lo invisible, de lo que no tiene nombre ni materia, y, sin embargo, tiene su acción».

Así pues, los resultados son el factor crucial. El hecho de que, a menudo, los buenos resultados de un tratamiento alternativo puedan deberse a una cierta predisposición mental, a la fe o a la autosugestión del paciente no ha de cuestionar automáticamente todo el tratamiento. Sin duda, la acupuntura constituye uno de los métodos integrales de tratamiento de una medicina humana. Como ya hemos mencionado al principio, algunas compañías de seguros médicos en el territorio de habla alemana, aunque no todas, han reconocido su eficacia y su valor al asumir los costes del tratamiento.

El milagro de la medicina china

Además de las compañías de seguros Ortskrankenkasse (AOK) y Techniker Krankenkasse (TK), ambas públicas, y sus estudios científicos en Alemania, ha sido sobre todo la Organización Mundial de la Salud (OMS) quien ha contribuido significativamente a combatir los prejuicios contra la acupuntura con la publicación de una lista de todas las enfermedades y disfunciones físicas que, según los expertos de estos estudios, pueden tratarse con acupuntura con grandes posibilidades de éxito. Entre ellas se cuentan el dolor de espalda lumbar o lumbago, la ciática, la artrosis, la sinusitis, la cefalea, el estreñimiento, la gastritis y la neuralgia del trigémino, un molesto dolor facial causado por una irritación de los nervios craneales.

Yo mismo he practicado la acupuntura desde el comienzo de mi carrera médica. A lo largo de los años he descubierto que el fracaso de un tratamiento puede deberse tanto al que recibe el pinchazo de las agujas como al que lo efectúa. Ello puede atribuirse a que, o bien la indicación no es la correcta (es decir, la necesidad y el concepto de tratamiento), o bien el terapeuta no posee la experiencia necesaria y no conoce bien la localización y profundidad de la zona que debe pinchar y sus puntos de acompañamiento. El tratamiento también puede perder su efectividad si los pacientes se someten a la punción con desgana, ya sea por miedo a las agujas o por desconfianza, como ocurrirá con cualquier otra cosa a la que uno no dé ningún crédito.

Por supuesto, también existe la posibilidad de atacar de un modo más directo las afecciones que pueden aliviarse con la acupuntura, usando métodos más agresivos como los medicamentos o la cirugía. Pero ¿es realmente necesario? ¿Es necesario introducir un catéter para todas las molestias de corazón? ¿O recurrimos con demasiada frecuencia a lo más agresivo por falta de confianza en otro tipo de tratamiento más suave? ¿No será que descartamos muchas cosas de buen principio porque nunca les hemos prestado la suficiente atención? Preguntas sobre preguntas que surgen una y otra vez en la práctica médica diaria. Sin embargo, no es posible echarle toda la culpa a nada en concreto. Al fin y al cabo, cada enfermedad afecta a cada persona de manera diferente. Cada caso clínico es único y debe ser considerado de manera individual, sin generalizar. Solo puedo responder con la conciencia tranquila por lo que he vivido, experimentado y practicado en primera persona.

Porque, sea como sea, sigo estando satisfecho y convencido de que hice lo correcto al sumergirme en la medicina china en paralelo a mis estudios de medicina convencional. Con el fin de introducirme en la tan singular ciencia de la medicina china, completé numerosos cursos de capacitación y asistí a muchas clases como oyente antes de atreverme a ejercer como profesor en este campo y ofrecer a mis alumnos seminarios y conferencias sobre medicina china.

Más enseñanzas en Sri Lanka

Para profundizar de verdad en mi conocimiento de la medicina tradicional china (MTC), busqué un profesor chino por todo el mundo. Finalmente encontré a mi profesora en Sri Lanka, por unos amigos que me invitaron a Colombo para recibir sus enseñanzas. Eso fue en 1982-1983. Tomé un vuelo con destino a Colombo, lleno de ilusión por descubrir nuevos métodos de curación, también terapias tradicionales indias y ceilanesas. Lo que más predominaba eran los curanderos de medicina herbal y los centros de ayurveda. Sin embargo, estos no constituían mi objetivo inicial, lo que yo quería era profundizar en la medicina china.

El hecho de que viajara primero a Sri Lanka en lugar de a China no fue un error ni una coincidencia. Allí ejercía su profesión una médica china que impartía cursos de medicina tradicional china. En aquella época era conocida en el aún pequeño círculo de acupunturistas de Alemania, así que se trataba casi de una información privilegiada. Con ella comprendí por primera vez la diferencia entre la plenitud y la debilidad, es decir, el exceso y la carencia de actividad como causa de los síntomas de una enfermedad. La teoría de la medicina tradicional china no habla de órganos, sino que asocia una variedad de síntomas físicos y psicológicos con sistemas de órganos como la vejiga, el hígado, el riñón o el intestino grueso, y los describe como circuitos funcionales —de los cuales hay doce—, por ejemplo, el intestino grueso o la circulación pulmonar. Estos sistemas se asignan a puntos, meridianos y regiones corporales y se conectan en sus circuitos funcionales.

El encuentro con esta profesora china fue mi primera experiencia con un profesor no europeo en mis estudios de MTC. Ella me explicó de manera genuina y convincente el sistema yin-yang y los conceptos básicos del diagnóstico por el pulso, una metodología para detectar, solo a través del tacto, si hay una predominancia del yang —lo simpático, el elemento activador del sistema nervioso autónomo— o de su contraparte, el yin —lo parasimpático—. Me sorprendió el hecho de que ambos estados puedan coexistir en diferentes grados de intensidad, fuerte, débil o equilibrado. Y que la salud, entendida en cierto modo como la armonía del yin y el yang, también podría definirse como un equilibrio del sistema simpático y el parasimpático, a mi modo de ver. Más adelante comprendí que este equilibrio entre tensión y relajación en todo el cuerpo, este balance, se acerca más a mi idea de salud, entendida como un bienestar del sistema individual cuerpo-mente. Aunque por entonces aún no había llegado a esta conclusión, podría decirse que ya me había puesto en camino.

DIAGNÓSTICO POR EL PULSO En la medicina china, como en otros sistemas de medicina tradicional asiática y en el ayurveda, el diagnóstico por el pulso es de gran importancia. Se mide de modo alterno en ambas muñecas, situando los dedos índice, medio y anular juntos en la arteria del lado del pulgar, justo por encima de la muñeca. De esta manera, se palpan la frecuencia y el ritmo, pero también la forma de la onda del pulso y el flujo sanguíneo entre los dedos. En la medicina tradicional china, por ejemplo, se distinguen veintiocho cualidades de pulso diferentes (lento, resbaladizo, acelerado, etc.). Cada una de esas cualidades proporciona información sobre una alteración del estado de salud o una enfermedad. También dan pistas sobre la dieta, el estado de actividad, el estado general y la constitución de cada individuo. Todos los componentes, incluido el clima y las estaciones, influyen en su estado.

Esta médica china me impresionó muchísimo. Me acogió durante unos días como estudiante y me inició en sus métodos de tratamiento en sus salas de consulta. Allí había unas veinte camillas colocadas una junto a otra y separadas por una cortina. En ellas atendía a un paciente tras otro. Insertaba las agujas con tal rapidez que apenas me daba tiempo de ver cómo lo hacía. Allí trataba mediante acupuntura a niños y adultos con movilidad reducida o parcialmente paralizados, y logró ayudar a algunos de ellos hasta tal punto que estos pacientes de movilidad tan reducida a causa de enfermedades nerviosas o traumatismos recuperaron la sensibilidad en sus extremidades o pudieron incluso volver a caminar. Me quedé boquiabierto cuando un niño, que apenas podía moverse antes del tratamiento, vino hacia mí por su propio pie, con gran esfuerzo, pero con una sonrisa tan alegre que nunca se me olvidará. Su madre tenía lágrimas en los ojos cuando me contó el «milagro» como pudo en inglés. ¿Pudiera ser que, a través de pequeños nervios vegetativos, contra todo pronóstico, también se activen los músculos si el nervio que lo abastece sufre alguna disfunción por enfermedad o traumatismo? Es una pregunta que me sigo planteando y que requiere más investigación. Esto podría ser una clave para el tratamiento de trastornos neurológicos.

De vuelta a Europa, dispuse de una consulta de acupuntura propia, en la Universidad de Witten/Herdecke de 1984 a 1986, en el hospital comunitario de Herdecke y en el hospital de Mülheim, donde fui médico jefe de 1988 a 1996. Allí traté con acupuntura a algunos pacientes con parálisis parcial o parálisis facial tras haber sufrido una apoplejía. Y pude comprobar que este tipo de tratamiento puede ayudar a suavizar, o incluso revertir, el estado de una parálisis. La pregunta es si esto habría ocurrido también por autocuración. En cualquier caso, a día de hoy estoy convencido de que la acupuntura aumentó la velocidad de regeneración. Además, durante mi tiempo en el hospital Herdecke pude comprobar que la acupuntura también podía ayudar a los pacientes con parálisis espástica reduciendo sus crisis. Más adelante, este hallazgo me llevaría a la microterapia y al tratamiento de la irritación de los nervios de la espalda.

La médica china de Sri Lanka fue quien dio el impulso a todo esto. Ella me enseñó de lo que era capaz la acupuntura, cosas que los médicos científicos convencionales no podemos imaginarnos y que aún hoy apenas usamos.

Pero hubo otro descubrimiento que me motivó a continuar el viaje que inicié en Sri Lanka. En la década de 1990 traté a un montañero que había quedado paralizado después de una caída. Tras varias sesiones de acupuntura combinadas con algunos tratamientos microterapéuticos en el área dañada de la columna vertebral, y cerca de año y medio después, recuperó un poco de la sensibilidad y la fuerza que había perdido en el pie. Quizá se abran nuevas perspectivas para los pacientes con parálisis en el futuro gracias a la estimulación prolongada de nervios y músculos, por ejemplo, con acupuntura o con estimulación eléctrica dirigida. Tal vez las inyecciones locales de sustancias determinadas o la implantación de prótesis nerviosas puedan activar el crecimiento nervioso. Así pues, esta historia ha de servir como motivación suficiente para que en el futuro se haga una mayor inversión científica en este campo y, con ello, poder ayudar a todas las personas que sufren parálisis o lesiones nerviosas.

De la acupuntura a la microterapia

Del mismo modo que mi antepasado Carl Abraham von Hunnius comenzó a integrar los métodos de la medicina natural en su práctica médica convencional hace más de doscientos años, también yo intenté incorporar el saber de la medicina asiática a mi trabajo diario como médico, ya desde el principio de mi carrera profesional. En consecuencia, me he topado con mucha incomprensión, lo cual muchas veces me ha sorprendido e incluso ofendido. Pero nunca han conseguido que me retracte.

Más bien al contrario, la acupuntura me dio la idea de desarrollar un método de tratamiento que permitiera llegar al interior del cuerpo sin necesidad de intervenciones quirúrgicas: la microterapia. En los años ochenta, utilicé los rayos X y más tarde la tomografía computarizada para averiguar qué puntos conectan las agujas de acupuntura con los órganos internos, y cómo reacciona el tejido. Que yo sepa, nadie lo había intentado antes. Más tarde se me ocurrió que, en los mismos puntos en los que las agujas actuaban, podría inyectarse medicación. Para aliviar el dolor, por ejemplo en la espalda, inyectaba la sustancia en el punto exacto del disco intervertebral a través de la cánula de una miniaguja. En un paso posterior, utilizábamos sondas finas con el fin de extraer tejidos y realizar una biopsia, o para tratar tumores locales con medicamentos específicos. Más tarde, a principios de los noventa, mi equipo y yo utilizamos por primera vez un láser para tratar el disco intervertebral y la metástasis, así como una serie de instrumentos minúsculos, como pinzas, tijeras o sondas de calor, para efectuar cirugías microinvasivas y ambulatorias sin necesidad de anestesia general. En la mayoría de los casos, gracias a esta terapia se pudieron solucionar muchos casos, por ejemplo, una hernia de disco o la eliminación de un tumor pequeño con sondas de calor o láser, y se evitó así la intervención quirúrgica. Durante mucho tiempo, las asociaciones de médicos se mostraron escépticas antes este tipo de tratamiento; hoy es una práctica común en todo el mundo. Lo que entonces no revelé es que había sido la acupuntura la que me había inspirado a desarrollar este nuevo método de tratamiento y operación. Esto solo habría añadido más escepticismo al asunto. No obstante, así es: la microterapia se basa en los conocimientos de la acupuntura. Acuñé el término «microterapia» a finales de los ochenta.

Y a diferencia de lo que me esperaba tras mis experiencias en Alemania, mi nuevo método de diagnóstico y terapia, que muchos consideraron «revolucionario», enseguida despertó un gran interés en Asia. Justamente allí, donde los médicos sienten un mayor compromiso con la tradición y tratan de mantenerla viva, me recibieron con los brazos abiertos. En lugar de cerrarme las puertas y rechazarme con recelo, como habían hecho en Alemania, donde hacemos tanto alarde del progreso, me llegaron invitaciones para dar conferencias y realizar tratamientos en Corea, Japón, Tailandia, China y Hong Kong.

Mientras en Europa se desacreditaba cualquier idea orientada a una medicina mundial como si fuera un disparate, en el Lejano Oriente fui testigo de una soberanía profesional que les permitía acoger de manera consciente todo lo nuevo sin tener que cuestionar su propia tradición. De repente, comprendí que el conocimiento de ayer puede conservarse para enriquecer el saber de mañana.

Ver con los dedos

La acupresión, el tuina y el shiatsu japonés, así como el masaje ayurvédico de la India, pueden aliviar el dolor, e incluso ahorrarles a los afectados pasar por el quirófano. Lo mismo se aplica al taichí, el chikung, el yoga o la meditación, y a todas las técnicas de terapia y relajación en las que el estado mental se conecta con el contacto físico o el movimiento. También recomiendo siempre las artes marciales, como el kárate, el kungfú o el taekwondo, para fortalecer los músculos dañados y alcanzar una estabilidad mental y espiritual. El éxito de las medicinas orientales se ha fundado durante milenios en la revitalización de este intercambio entre las fuerzas físicas y las mentales. Para entenderlo, uno tiene que permitirse disfrutar de una terapia o practicar una actividad de este tipo, aunque solo sea una vez.

ARTES MARCIALES Muchas artes marciales como el kárate japonés, el judo o el aikido, el kungfú chino, el taekwondo coreano o la capoeira brasileña, en su origen, no ponen el énfasis en la competencia deportiva. Las técnicas de combate solo representan el camino hacia la meta de un estilo de vida consciente, responsable y saludable. Además de potenciar cualidades como la fuerza y la velocidad, se trata, como en el yoga, de flexibilidad, concentración y autodisciplina. Todas las escuelas de artes marciales tradicionales conceden importancia a evitar conflictos antes de que se desaten.

Así pues, a lo largo de mi ajetreada vida laboral me he puesto en manos de muchos y muchas terapeutas en todo el mundo. Durante algún que otro masaje de liberación miofascial me sentí maltratado en un principio, sobre todo en algunos puntos de dolor, porque además no estaba familiarizado con estas técnicas de tratamiento. Como otros muchos, acudí a la sesión con la zona del pecho, el cuello y los hombros totalmente tensa. Pero más adelante el tuina o la acupresión mostraron resultados sorprendentes.

Poco a poco, fui aprendiendo que los puntos de dolor, denominados «puntos de activación» en la jerga profesional, deben presionarse con fuerza hasta alcanzar el límite del dolor soportable para que, pasado un tiempo determinado, los músculos locales y la fascia se destensen, y el dolor disminuya inesperadamente. Además, pronto tomé conciencia del inmenso conocimiento que deben poseer los terapeutas chinos para ser capaces de identificar los puntos cercanos y lejanos a manipular, a pesar de que estos se encuentran muy alejados y no parecen estar relacionados entre sí. Dado que, según la antigua concepción china, no hay órganos u otras estructuras tisulares que funcionen de modo independiente, sino que todo son circuitos funcionales conectados en los que fluye el chi, un tratamiento de rodilla puede afectar al estómago o una terapia en el dedo meñique puede tener un efecto en el corazón. Asimismo, si se presiona un punto en el interior de la pantorrilla se puede aliviar el dolor menstrual de las mujeres. Otro ejemplo es que se puede reducir un dolor de estómago agudo masajeando un punto situado cuatro dedos por debajo de la rótula en el exterior de la pantorrilla. De modo similar, los calambres abdominales se pueden calmar presionando determinados puntos junto al ombligo o en la línea media por encima de este. Esto tendrá efecto siempre y cuando se mantenga una presión de intensidad media sobre los puntos de activación entre cinco y diez minutos, lo cual puede resultar bastante doloroso, al principio.

Todo cuanto he aprendido del masaje asiático y sus secretos no se lo debo tanto a los libros de texto, sino más bien a mi propia experiencia. Quien domina este arte piensa prácticamente con los dedos. Puede diagnosticar al paciente tocándolo. Los puntos decisivos están situados en las mismas zonas para todos nosotros. Pero el masajista debe localizarlos con exactitud en cada caso, sobre todo porque las combinaciones de puntos pueden cambiar entre una sesión y otra, según vaya avanzando la reducción del dolor o surjan nuevos síntomas.

Puntos
de desbloqueo

Se supone que hay más de trescientos puntos de acupuntura. En un estudio que llevé a cabo junto con mi colega chino el doctor Zhang, realizado con cien pacientes, intenté investigar al menos dos de los puntos situados en la espalda. Al final, pudimos demostrar que la sensación acupuntural aparecía en una zona muy concreta de la musculatura de la espalda, de aproximadamente 0,5 centímetros, que era la misma para cada persona examinada. Sin embargo, no dimos con un punto concreto en ningún caso. No creo que nadie pueda pinchar «a ciegas» con tanta exactitud. Pero cuando los acupunturistas experimentados se adentran en la anatomía individual de su paciente pueden percibir, por así decirlo, los lugares por los que pasan los supuestos «meridianos» conectados a los distintos órganos, articulaciones y músculos, de la cabeza a los pies.

Hace miles de años, los médicos chinos ya descubrieron que algunas regiones del cuerpo presentaban una sensibilidad al tacto cada vez que aparecían ciertas enfermedades. Así que comenzaron a tratar estas zonas con masajes, puntos de presión, aplicaciones de frío o calor, friegas y pronto también con punciones específicas. Asignaron zonas de piel idénticas a una red de pistas, los llamados «meridianos». Recorriendo todo el cuerpo, conectan el interior y el exterior, doce órganos, músculos y tendones, el tejido conjuntivo y la piel.

Dichas pistas no deben confundirse con los cordones nerviosos, cuya localización ya ha sido investigada y comprobada más exhaustivamente. En cambio, los meridianos que describe la medicina china tradicional son canales por los que fluye el chi, la energía vital de la que ya hemos hablado. Mientras que la acupuntura restablece el flujo del chi introduciendo agujas en los puntos de activación, la acupresión lo consigue con la presión que ejerce el terapeuta con sus dedos. Coloquialmente se podría decir que los bloqueos se empujan o literalmente se aplastan. Pero en realidad no sabemos si es así como funciona. Hasta ahora, la ciencia no ha podido probar la existencia de los meridianos. Pero incluso si la supuesta existencia de estas conexiones no es más que un intento literario de explicar cierto mecanismo, es innegable que la terapia basada en ella resulta efectiva. Además, siempre ha habido y habrá personas lo bastante sensibles para percibirlo, como mi hijo, que ya de niño podía señalarme por dónde pasaba una parte de un «meridiano». Quizá sean interconexiones específicas del sistema nervioso autónomo en lugares determinados de la musculatura, los tendones, los vasos sanguíneos o el periostio, las que producen esta sensación. Es probable que nunca pueda llegar a demostrarse esta percepción del flujo energético.

El cuerpo y la mente son inseparables

Como tantas otras veces, queda abierta la pregunta: ¿qué fue primero? ¿Desaparece el dolor de cabeza, por ejemplo, al presionar un punto determinado en el dedo gordo del pie, o es más bien la idea del alivio la que ejerce su influencia? De acuerdo con nuestra visión occidental de la medicina, principalmente científica, tendemos a asumir la primera explicación y partir del conocimiento empírico. Pero no debe ignorarse que las terapias como la acupuntura o la acupresión están basadas en una visión integral del ser humano, una idea que tiene su origen en el pensamiento mítico.

Sé lo difícil que es confiar en algo que no podemos explicar racionalmente. Y sin embargo, esperamos auténticos milagros de los tratamientos con tecnología médica avanzada, aunque la mayoría de nosotros tampoco tengamos ni idea de cómo funciona exactamente. Incluso como médico e investigador activo en el campo de la tecnología médica, a veces también a mí me resulta difícil descifrar lo que inventan los ingenieros, seguir con detalle la relación entre causa y efecto. Lo que sí sé es que todo se debe al pensamiento lógico, que tiene una justificación racional, incluso aunque no siempre seamos capaces de concebirlo.

En cambio, cuando se trata de los procedimientos tradicionales de la medicina del Extremo Oriente, la cosa suele ser distinta. Simplemente, tenemos que creer en las explicaciones de sus mecanismos de acción para que, bajo ciertas circunstancias, nos pueda servir de ayuda. Esto no siempre resulta fácil, ni siquiera para mí. Desde hace décadas, los médicos e investigadores de todo el mundo tratan de desvelar las conexiones fisiológicas, neurológicas y bioquímicas de la legendaria medicina asiática. Hasta ahora, yo solo he logrado explicar, en el mejor de los casos, una pequeña parte. Y, a pesar de todo, me alegro de haber encontrado a una «hechicera» china; a veces, tengo la sensación de que puede ver a través de esos dedos pequeños, tan tiernos pero a la vez tan fuertes. Voy a su consulta con regularidad como medida de prevención, y muchas veces le envío a mis pacientes, cuando necesito la ayuda de un experto para tratar dolores de articulaciones o de columna. Esta es mi contribución a la medicina mundial en la práctica médica del siglo XXI.

Estoy profundamente convencido de que ha llegado el momento de impulsar una cooperación de este tipo también en el sector sociosanitario. Si observamos la historia de la medicina china desde un punto de vista etnológico, su influencia no podría llegar a valorarse lo suficiente, sobre todo si contemplamos la gran influencia que ha tenido en los países y culturas más cercanas. En lo fundamental, las medicinas tradicionales de Japón, Vietnam, Tailandia y Corea se basan en la filosofía china del yin y el yang, la teoría del equilibrio entre las corrientes de la vida que se complementan, la interacción del cuerpo con nuestro ser mental y espiritual. Corea del Sur incluso lleva incorporado el símbolo de este dualismo en su bandera nacional. Esto refleja una relación espiritual, si no religiosa, con el pasado que alcanza hasta la identidad política del presente, y cuyo origen remite a una medicina en la que todavía se confía en muchas partes del mundo.

Sabiduría india: ¿cuándo está el hombre «en sí mismo»?

Observa la realidad y no te limites
a creer todo cuanto dice la tradición
y otros te ordenen.

BUDA

Además de la medicina china, son sobre todo las medicinas de las diferentes culturas del subcontinente indio las que parten de una concepción filosófica de un «cuerpomente», como me gusta llamarlo, es decir, de una comprensión psicológica y espiritual de nuestra existencia física. A lo largo de los milenios se han generado infinidad de leyendas alrededor de este modo de entender la vida, ya sea en forma de mitos, leyendas o historias. Basta con pensar en los relatos sobre monasterios budistas, cuyos monjes habrían logrado dominar su cuerpo por completo con la mente, hasta el punto de poder entrar en un trance que les permite dormir durante décadas sin necesidad de comer ni beber para luego despertar como si no hubiera pasado nada, según cuenta el mito.

Como suele ocurrir, es posible que lo extraordinario del relato se deba a la exageración. En cualquier caso, esas historias siempre causan fascinación. En el marco de la expansión colonial británica, durante la segunda mitad del siglo XIX, este tipo de historias fueron extendiéndose cada vez más, también en Europa, sirviendo de inspiración para muchos artistas. En 1911, Hermann Hesse (1877-1962) incluso emprendió un viaje a la India, con la esperanza de que esto diera un giro a su vida. Y aunque regresó al poco tiempo decepcionado por las precarias condiciones de vida de su antiguo «país de ensueño», entre 1919 y 1922 escribió su famosa novela *Siddharta*. Esta se basa en el personaje histórico del mismo nombre, fundador del budismo, y habla de la iluminación de un hombre en busca del «Atman», el todo-uno, la esencia eterna indestructible que vive en el interior de cada uno. Desde un punto de vista médico, una continuación religiosa de las enseñanzas de la medicina india que se han transmitido durante milenios: el ayurveda.

Ya la traducción del término como «sabiduría de vida» o «ciencia de la vida» revela que los métodos ayurvédicos se corresponden con una imagen humana que combina aspectos físicos, mentales, emocionales y espirituales. Como pasaba con la medicina china, estos conceptos son a menudo incompatibles con los procedimientos científicos. Sin embargo, desde un punto de vista humanista, todos los procesos internos y externos de la vida implican el desarrollo de tres características principales: la conciencia del yo, la capacidad de discernimiento y la atención.

Aquí vemos evidentes paralelismos con las ideas filosóficas naturales de los filósofos griegos antiguos. Así como, según Empédocles, todo debe basarse en los cuatro elementos: fuego, aire, tierra y agua; el ayurveda, al igual que la medicina tradicional china (MTC), considera que son los cinco elementos, agua, tierra, fuego, aire y éter —en la MTC, aire y éter equivalen a madera y metal—, los que conforman el universo y, por lo tanto, toda la vida. Sobre esta base intelectual se apoya toda la medicina y la forma de vida indias.

Aunque todavía no se podían considerar como tales, las correspondencias de las medicinas del mundo existen desde el principio. Surgieron en distintos lugares a raíz del estudio de la esencia humana. Los filósofos y médicos de las épocas y culturas más distintas han llegado casi a las mismas conclusiones a lo largo de toda la historia de la humanidad, a un conocimiento que ha conservado su significado hasta nuestros días, si bien con una forma distinta. En la India, el ayurveda se continúa enseñando en las facultades de Medicina y se practica en cientos de clínicas, institutos y consultas médicas. En Sri Lanka, el antiguo Ceilán, se ha mantenido como un procedimiento médico reconocido por el Estado y aceptado por la comunidad médica. ¿Y qué pasa aquí, en Europa? También aquí se ofrecen tratamientos basados en los principios ayurvédicos, al menos en el sector de las terapias de bienestar. Los antiguos métodos indios ayudan a que los individuos estresados de la sociedad competitiva occidental se liberen de las tensiones mentales y físicas.

Todo forma parte de la totalidad

Sin que seamos conscientes de ello, nos beneficiamos de la sabiduría acumulada durante milenios de una cultura lejana. Ya en 1500 a.C. se establecieron una forma de vida y una medicina que se habrían originado a partir de los textos sagrados del hinduismo, los *Vedas*. Según cuenta la leyenda, Brahma, el señor de la Creación, que es junto con Vishnu y Shiva uno de los principales dioses de la religión politeísta hindú, los transmitió directamente a los humanos. En ellos, lo espiritual se combina con unos consejos muy prácticos sobre temas como la nutrición, la meditación y el yoga. Pero si nos limitáramos a entender el ayurveda, compuesto de las palabras *ayus* (conocimiento) y *veda* (vida), como una guía para el bienestar nos estaríamos quedando bastante cortos. La enseñanza incluye además el empleo de plantas medicinales, masajes y técnicas de depuración, así como instrucciones para la cirugía ocular o la colocación de extremidades artificiales. En definitiva, se trata de un sistema de medici-

na natural de raíz espiritual, basado en los cinco elementos ya mencionados: fuego, tierra, agua, aire y espacio.

LOS VEDAS   Los *Vedas* constituyen uno de los
testimonios escritos más antiguos de la humanidad. En estas recopilaciones de himnos religiosos también se abordan temas relacionados con la salud; más concretamente, con una
forma mágica de entender la medicina. Algunos aspectos de esta visión se reflejan en la literatura ayurvédica.

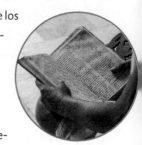

El ayurveda clasifica los humores según los *doshas*, las tres fuerzas reguladoras: *vata*, *pitta* y *kapha*. Si están en armonía, entonces la persona está
sana. Las diferentes formas de energía vital se entremezclan de modo
equilibrado; por poner un ejemplo gráfico, se entrelazan como los ani-
llos olímpicos. *Vata* se comporta como el viento o el aire y se mueve con
libertad y ligereza. El fuego y el agua cambian todas las sustancias y son
creadores de vida a través de *pitta*. A través de *kapha*, los elementos tierra
y agua dan lugar al crecimiento y la fuerza. *Vata* controla todos los procesos de los músculos, el esqueleto, la circulación, el sistema nervioso y
la excreción. Representa la separación de los componentes vitales de los
alimentos y los procesos de excreción, en los que se incluye también la
respiración. Por otro lado, en lo espiritual *vata* simboliza el pensamiento,
la alerta mental, así como la flexibilidad tanto física como mental. Su exceso causa agitación, dolor e hipersensibilidad.

Pitta, por su parte, es responsable de la digestión y el metabolismo, así
como de la producción de calor del cuerpo y de los procesos de com-
bustión en las células y los tejidos. Regula la temperatura corporal y se
asocia con el hambre y la sed, pero también —al igual que *vata*—, con la
agilidad mental y el intelecto. Su exceso provoca, entre otras cosas, sensación de quemazón, inflamaciones o agresividad.

Por último, *kapha* representa la fuerza, la estructura, la estabilidad y la potencia, así como algunos rasgos de carácter como la valentía, la generosidad y la estabilidad emocional. Es algo así como el armazón que da forma a la figura. Su exceso se manifiesta, entre otras cosas, en sobrepeso, pereza, diabetes o altos niveles de grasa en la sangre.

Desde luego, entender esta compleja interpretación médica de la vida no es fácil. Resulta más sencillo si se consideran los tipos que se derivan de ella: el tipo *vata* tiene una constitución entre delgada y flaca y le cuesta engordar; el tipo *pitta* posee una constitución atlética, mientras que el *kapha* destaca por su físico robusto y pesado, si bien debe considerarse que los arquetipos nunca se dan con la pureza con que las enseñanzas los describen. Cada persona se compone de los tres en mayor o menor medida, pero tiene predominancia de uno u otro. La personalidad del individuo es el resultado de la mezcla específica de estos componentes. Las creencias ayurvédicas respetan este ego resultante más que cualquier otra cosa, también en el tratamiento práctico, por ejemplo, con plantas medicinales o nutrición.

Al igual que la medicina egipcia antigua, la árabe, la griega antigua o la china, el ayurveda también es desde su origen, por así decirlo, una enseñanza filosófica. Desde el principio, la medicina india aspiraba a comprender el significado de nuestra vida. Este tipo de reflexión filosófica y la práctica curativa estaban directamente relacionadas entre sí. Así pues, el ayurveda integra cosas tan distintas como la reflexión sobre relaciones y formas de vida o la búsqueda de métodos de rejuvenecimiento. Y aunque, en el pasado reciente, algún astuto gurú haya tratado de sacar beneficio de ello por medios cuestionables, tenemos razones para creer que ninguna otra teoría médica en el mundo alberga tanto conocimiento sobre una vida plena y prolongada como la india, que ha mantenido su larga tradición siempre viva.

Con tintes sin duda modernos, la doctrina para una vida larga y satisfactoria consiste sobre todo en la prevención y la terapia. Esto significa:

1. Un estilo de vida saludable
2. Un ejercicio saludable y adecuado a la propia constitución
3. Una dieta saludable y adaptada a la constitución
4. En la práctica del yoga, ejercicios de respiración y meditación

Estar en uno mismo

Nuestra idea de «salud» no existe en la medicina ayurvédica. En ella se habla más bien de *swastha*. Este término no hace referencia, como suele suponerse hoy en día, a una técnica de yoga determinada, sino que más bien significa «estar asentado en uno mismo». O, mejor aún, «ser consciente de uno mismo», ser independiente y sentirse alegre y en perfecta armonía con uno mismo. Si se quiere, un principio emancipador milenario que, sin embargo, hasta hoy apenas se ha tenido en cuenta en los tratamientos de la medicina académica. Sin embargo, debería ser evidente el poder que cada uno podría crear para sí mismo partiendo de esta conciencia.

Según el punto de vista ayurvédico, una persona está sana «cuando las funciones corporales de los tejidos, del metabolismo, de la digestión y de la excreción están en equilibrio, y el espíritu, el cuerpo y la mente se hallan en un estado constante de felicidad interior». Así lo describía el cirujano indio Súsruta, que probablemente vivió en el primer milenio antes de Cristo, o quizá en los primeros siglos de nuestra era. Al parecer, ya entonces operaba con éxito cataratas y fracturas, realizaba cesáreas, injertos de piel y cirugía plástica de nariz. En las obras que se le atribuyen ya se habla de sondas, pinzas, lancetas y catéteres. En su persona se aunaban el conocimiento práctico, o como se diría hoy, el *know-how* médico, con profundos conocimientos sobre la esencia psicológica y espiritual del ser humano. En su época, Súsruta formuló un concepto que sin duda debería dar que pensar, y quizá incluso debería tomarse como base para la autodeterminación y la activación de procesos psicosomáticos de autocuración: «Solo aquel que se ama y se respeta a sí mismo, que esté en paz consigo mismo, podrá en última instancia recibir la ayuda de los médicos para curarse». Este antiguo enfoque médico se basa en el principio de una medicina de igual a igual; una curación desde la tríada paciente-médico-naturaleza.

Por ello, todas las terapias ayurvédicas están dirigidas a fortalecer al paciente tanto física como mental y emocionalmente, proporcionarle las herramientas para que cuide de su cuerpo y su mente de un modo consciente y crear así las condiciones adecuadas para alcanzar lo esencial: un estilo de vida consciente, responsable y ético. El ser humano es considerado un componente importante de la totalidad, de la familia, de la comunidad regional y de la mundial; en resumidas cuentas, como parte de una existencia que abarca todo el universo. El individuo y el todo son las dos caras de la misma moneda.

Según la perspectiva ayurvédica, cada persona tiene un metabolismo individual, un comportamiento individual y una constitución física individual, dependiendo de cómo interactúen *vata*, *pitta* y *kapha*. En cuanto una de estas fuerzas reguladoras ya mencionadas se debilita o se fortalece de manera desproporcionada, predomina una energía amenazadora y que pone en peligro la salud de la persona, que se siente indispuesta. Conforme a la visión ayurvédica, todas las cualidades y funciones de nuestra existencia se deben a este sistema interno de regulación del cuerpo.

Más vale prevenir
que curar

De manera similar a como en la medicina china tradicional el chi es la energía vital que fluye a través de los meridianos, en el ayurveda es el *agni*, el «fuego digestivo» biológico, el que proporciona al organismo las fuerzas vitales. Así pues, un *agni* fuerte conlleva energía, alegría de vivir, entusiasmo, carisma, serenidad y agilidad mental, así como una temperatura corporal y una digestión saludables. El hombre muere cuando el *agni* se apaga. Sin embargo, el *agni* también puede cargarse de tal manera que se transforme en *oja*, la «sustancia de la felicidad», que genera euforia en las personas.

Esto probablemente se corresponde con lo que hoy conocemos como endorfinas, las hormonas de la felicidad que nos proveen de alegría, calma y bienestar. Pueden segregarse al practicar deporte, bailar, degustar una buena comida o simplemente al tomar el sol, reunirse con amigos o familiares o mirar cómo juegan los niños. Todo esto se parece mucho a lo que los indios atribuyen a la *oja*, la sustancia de la felicidad.

A partir de todo esto, podemos concluir que el ayurveda no es tanto un tipo de tratamiento concreto, una escuela de medicina o una disciplina, sino más bien un enfoque de la vida orientado a la prevención, con diversos componentes médicos y psicológicos que abarcan desde la nutrición hasta el ejercicio físico; el objetivo de estas prácticas es un fortalecimiento que repercuta en la mente y el espíritu.

En resumen, el ayurveda se basa en los siguientes métodos terapéuticos:

- Creación de un bienestar mental
- Alimentarse y disfrutar de sabores agradables
- Movimiento a través del yoga para un bienestar físico

- Masajes para armonizar
- Sudoración para limpiar la piel
- Evacuación a través de la piel, intestinos, estómago, pulmones, nariz, riñones y sangre
- Medicina herbal
- Respiración consciente para recargar energía y purificar
- Meditación para el descanso y como experiencia espiritual

El terapeuta ayurvédico, ante todo, registra el estado de ánimo del paciente después de realizar un diagnóstico exhaustivo del pulso, examinar la lengua, los ojos y la expresión facial, así como de analizar los excrementos, la orina y las heces. Su diagnóstico consiste en valorar cómo interactúan las fuerzas reguladoras de la vida que ya hemos visto, es decir, los *doshas vata*, *pitta* y *kapha*, si se encuentran en armonía o bien existe un desequilibrio. Esto proporciona una idea más precisa del universo emocional de cada paciente. Se cree que, de este modo, pueden conocerse las causas de la irritabilidad, el mal genio, el nerviosismo, el cansancio o la tristeza. Por tanto, este planteamiento psicosomático toma en consideración síntomas físicos como la sudoración, la fiebre, el dolor o las arritmias, pero estos desempeñan un papel secundario.

Yoga y ayurveda, dos caras de la misma moneda

Cuando la mente está clara,
vacía de recuerdos y conocimientos,
entonces las cosas se ven exactamente
como son.

Patanjali, *Los yoga sutras de Patanjali*,
hacia 300 a. C.

El ayurveda y el yoga están estrechamente unidos. Los conceptos se complementan entre sí porque el objetivo de ambos es lograr un estilo de vida consciente y atento. El médico ayurvédico establece el diagnóstico, prepara la terapia a base de plantas medicinales, da instrucciones nutricionales y prescribe masajes para favorecer los ocho pasos del camino del yoga. Estos son los siguientes:

1. La vida en sociedad
2. La autodisciplina o actitud con uno mismo
3. La postura consciente
4. La regulación de la respiración
5. La «retirada» de los sentidos hacia el interior
6. La concentración mental
7. El estado meditativo
8. El estado de libertad interior

En su origen vinculado al hinduismo, en la actualidad el yoga se está extendiendo por todo el mundo y se utiliza cada vez más como terapia médica de orientación psicosomática. Se ha convertido en una auténtica moda. Sin adscribirse necesariamente a una creencia u otra, los y las yoguis —es decir, hombres y mujeres de una escuela de yoga que practican yoga— tratan de poner en práctica una espiritualidad universal mediante unas secuencias de movimientos que conducen al recogimiento interior. El yoga consiste en el «cese» de todas las actividades de la mente. Cuando el hombre se ha liberado de todas las influencias externas y distracciones puede al fin penetrar en su propia esencia y alcanzar la «libertad interior» *(samadhi)*. Cuanto menor sea la distracción procedente de las palabras, las emociones y los quehaceres cotidianos, más tranquila estará la mente.

Al menos, así lo creía el erudito indio Patanjali, que debió de vivir entre los siglos IV y II a.C. Ya entonces estaba convencido de algo que la neurociencia moderna hoy constata: toda acción está determinada por la mente. Pero la mente se encuentra en un estado constante de inquietud. En todo momento se ve obligada a procesar innumerables pensamientos e impresiones; la acosan sin cesar ideas, recuerdos, sonidos, imágenes, olores y otras cosas. Nunca puede concentrarse al cien por cien. Esto consume tanta energía física como mental. El exceso de estímulos de la sociedad moderna supera con creces la capacidad de nuestras fuerzas. Nos agota mental, intelectual y espiritualmente. El cuerpo reacciona a estos estímulos e intenta defenderse. En consecuencia, «desconectamos», somatizamos, sufrimos agotamiento o *burnout* o caemos en la depresión.

Desde luego, Patanjali no podía llegar a imaginarse algo así, ni mucho menos. Pero él ya contaba con la idea fundamental de que solo una mente tranquila puede alcanzar el conocimiento, tanto de sí mismo como de la vida. Los ejercicios de yoga están orientados a lograr este objetivo. Se trata de un sistema basado en las ocho fases mencionadas hasta alcanzar la disolución del yo en su conjunto.

En su *Yoga sutras*, la guía clásica del yoga, Patanjali escribió que «el yoga es la capacidad de dirigir la mente exclusivamente hacia un objeto, una pregunta o algún otro contenido, y mantener esa dirección sin distracción alguna. Entonces nace la capacidad de conocer plena y correctamente el objeto». Esto se logra a través de unas determinadas posturas corporales y técnicas de respiración en armonía con la concentración y la meditación. Si ambas cosas confluyen, el yogui puede finalmente olvidarse de sí mismo y perder el sentido del tiempo y el espacio: es libre, se libera incluso de la tensión física opresiva. Cuando pienso en mis propias experiencias de yoga, recuerdo sobre todo un sentimiento desbordante de felicidad, momentos en los que se identifica con el Fausto de Goethe cuando dice: «No te vayas aún. ¡Eres tan bello!».

Primeros encuentros con el yoga en Sri Lanka

A principios de los años ochenta me quedé con los ojos como platos al presenciar una celebración ritual en Kandy, en medio de las montañas de Sri Lanka, en la que un gurú casi desnudo permaneció durante varios minutos en una postura extraña. Apoyándose en una sola mano, había logrado adoptar una posición sentada flotante. Sus piernas se hallaban estiradas en paralelo al suelo. Aquel hombre estaba constituido solo por músculos, músculos que yo ni siquiera había estudiado en la clase de anatomía, y no tenía ni un gramo de grasa. Aquel hombre, de mediana edad y en perfecto estado físico, no mostraba capacidad de respuesta ni parecía percibir su entorno. Al parecer, se hallaba en un estado meditativo a través de una postura de yoga concreta. Como más tarde aprendí, los fundamentos para alcanzar ese estado eran la concentración en un entrenamiento físico perfecto y la relajación mental completa a través de la meditación profunda, y solo podía lograrse con una práctica infatigable. A menudo este aprendizaje dura toda la vida. Enseguida me di cuenta de que mantenerse joven durante el mayor tiempo posible, así como envejecer con la mente y el cuerpo frescos, son elementos esenciales del yoga. Y que el objetivo de la vida consiste en alcanzar de modo consciente un estado profundo —quizá un estado similar al sueño—, para llegar a sentir la unidad con el todo, con todos los organismos y con toda la naturaleza viva e inerte del universo infinito. A esto aspiran desde hace miles de años las numerosas escuelas de yoga en todo el mundo con sus diferentes técnicas, unas más centradas en lo físico, como el hatha yoga o el kundalini yoga, otras en lo mental.

El objetivo de lograr una vida sana a través de técnicas de ejercicio como el hatha yoga, combinadas con ejercicios de respiración y meditación, forma parte esencial del enfoque médico. Estos métodos sirven como medida de prevención, pero también como tratamiento integral de los procesos de cronificación, también para el dolor o para frenar los procesos oxidativos de envejecimiento. Todo esto recuerda mucho a los enfoques de movimiento terapéutico de la medicina china tradicional, como el taichí o el chikung. Pero con algunas diferencias, sumándole una mayor atención y consciencia, según me parece.

Lo que puedo asegurar es que, sin duda, sienta bien: esos movimientos lentos y conscientes destinados a movilizar todo el cuerpo estiran y fortalecen los músculos, los tendones y el tejido conectivo, a la vez que «liberan» la mente. Después de realizar los ejercicios, uno se siente muy ligero, algo similar a lo que suelo experimentar con el taichí o el chikung.

Quizá hayan visto alguna vez como hombres y mujeres centenarios se reúnen en lugares públicos de todo el mundo a primera hora de la mañana y se entregan juntos a una serie de movimientos sincronizados. Al principio, parecen fatigados y temblorosos, y de repente, con las secuencias del taichí, sorprenden a todos con unos movimientos de gran delicadeza y elegancia. Todavía me pasa que, cada vez que presencio una de estas escenas tan conmovedoras, no puedo apartar los ojos de ellas, me quedo mirando fascinado como si fuera un sueño, algo que me ha pasado muchísimas veces en San Francisco, Hong Kong o Pekín.

TAICHÍ   Durante miles de años se han practicado en China ciertos ejercicios de movimiento destinados a fortalecer y armonizar el cuerpo y la mente. Los más conocidos son el taichí y el chikung *(qigong)*, un derivado del taichí que enseña cómo respirar correctamente. Con unos movimientos extremadamente lentos, definidos con precisión —con nombres muy gráficos como «abrazar al tigre»—, el cuerpo y el alma se funden en un estado de «alegre despreocupación». Con ellos, se activan la respiración y la circulación, así como el sistema inmunológico y el metabolismo. Los ejercicios son muy adecuados para la prevención y terapia del dolor muscular, articular y de espalda.

Yo mismo he aprendido y practicado muchas veces algunas secuencias de ejercicios y posturas. Ya de joven aprendí algunas técnicas de los libros, que más tarde perfeccioné con la práctica del kárate. Por aquel entonces, el taichí y el yoga todavía estaban mal vistos. Pero algunos de los ejercicios de gimnasia que se enseñan hoy en la escuela primaria y los clubes de gimnasia están influenciados por estas técnicas.

Soy muy consciente de que me estaré exponiendo a las críticas al confesar abiertamente también mis experiencias espirituales. No es que no sepa lo finos que son los límites del esoterismo en el terreno del yoga y el ayurveda. Desde un punto de vista completamente racional, muchas cosas me parecen bastante cuestionables. Sin embargo, desde el punto de vista emocional, mi experiencia me hace pensar que el yoga sí puede ser de gran ayuda como medida preventiva para preservar la salud, y también para recuperarse en estados de crisis. Esto se aplica al ayurveda en su conjunto, donde incluso los síntomas físicos se resuelven mediante una armonización de los *doshas* y, por tanto, se confía en una normalización del estado mental, emocional y espiritual.

Dicho de una manera simple, curando el alma se cura el cuerpo. En cualquier caso, la medicina ayurvédica —como mucho más tarde la medicina psicosomática— se basa en la idea evidente de que una cosa afecta a la otra, en ambas direcciones y en todas las partes del cuerpo, del mismo modo que, en la medicina china, el tratamiento de un dolor de la columna vertebral, por ejemplo, puede mejorar el oído, calentar los pies o favorecer un estado de ánimo optimista. En la medicina académica, las manifestaciones externas o síndromes suelen tratarse por separado a manos de los distintos especialistas. En cambio, los terapeutas ayurvédicos los ponen en contexto y los tratan como parte de ese conjunto, al menos en muchos casos. El hecho de que la terapia no siempre dé resultado forma parte del oficio. ¿Qué médico, en cualquier parte del mundo, puede atribuirse una tasa de éxito del cien por cien?

El Panchakarma, un tratamiento rejuvenecedor

La teoría aglutinadora de la medicina tradicional india se aviene con la complementariedad de sus métodos de curación. Entre ellos se cuentan los ejercicios de movimiento y relajación como el yoga, las técnicas de respiración, el deporte o la meditación, así como la alimentación. Todo adaptado siempre a la edad y el tipo de constitución. También se trabaja con los sentidos, los colores o la música —la «inteligencia interior»— para fortalecer los procesos metabólicos. A nivel físico, se utilizan plantas medicinales o masajes sincronizados, y métodos depurativos como la administración de sulfato magnésico o grasa de mantequilla, llamada *ghee* (se pronuncia «gui»). El *ghee* no es más que mantequilla a la que se le ha extraído la proteína mediante un proceso de calentamiento. Para purgar se usan además los enemas (en la India se usan también, con menos frecuencia, los vomitivos). A primera vista, esto puede parecer más desagradable de lo que es en realidad, aunque debo admitir que yo personalmente prefiero los masajes.

Esta limpieza interna, que en principio tiene también un efecto rejuvenecedor, se lleva a cabo tradicionalmente en el marco de la llamada cura Panchakarma, que dura varias semanas. Su meta es expulsar del cuerpo las llamadas «escorias», es decir, sustancias nocivas como grasas, residuos químicos tóxicos que consumimos sobre todo a través de alimentos de producción industrial, pero también bacterias, virus y hongos —también gusanos como las lombrices o sus huevos—, que se han acumulado en el cuerpo a consecuencia de un desequilibrio de las «fuerzas reguladoras». En la medicina académica, hablaríamos de un tratamiento para la flora intestinal patológica.

Normalmente, este tipo de cura lleva de dos a tres semanas. Debería realizarse una vez al año y se compone de tres fases prefijadas. Al principio, la persona se somete a varios masajes con aceite de sésamo, de oliva o de almendra, dependiendo de la sensibilidad de cada piel. Con ellos, se busca eliminar los metabolitos liposolubles de la piel y así tratar los órganos internos y el cerebro de modo reflexológico. A continuación, se aplica un tratamiento térmico con baños de vapor que acelera el proceso depurativo posterior a través de la piel y las membranas mucosas. Por último, en la tercera fase, se activa la depuración en el intestino con enemas, que consisten en una mezcla de aceites de plantas.

Los masajes depurativos y revitalizantes se llevan a cabo siguiendo un esquema tradicional a cuatro manos y sincronizado, similar en las dos mitades del cuerpo. La variedad de formas de masaje abarca desde un contacto suave y superficial hasta el masaje muscular profundo. Para completar el tratamiento, se efectúan unas friegas vigorizantes con aceite desde las plantas de los pies hasta las puntas del cabello; después se hace una cura de sudor (*svedana*) en una cabina similar a una sauna, de la que solo sobresale la cabeza. Una verdadera maravilla para los dolores de espalda y articulaciones y también para los resfriados. Para terminar, se aplica la famosa técnica llamada *shirodhara*, para la cual se vierte aceite de sésamo tibio sobre la frente de una manera suave y lenta. Esto tiene un efecto extremadamente relajante, sobre todo en casos de fatiga, trastornos del sistema nervioso o dolores de cabeza. Incluso ha obrado auténticos milagros en algunos casos de migraña, una afección tan difícil de tratar. En mi caso, esta terapia suele inducirme estados meditativos.

Después de este tipo de curas, siempre he experimentado una gran sensación de felicidad, una ligereza mental y física del todo inusuales.

Contra todo pronóstico, las dudas que podía albergar, como científico, sobre la naturaleza a menudo inexplicable de la medicina tradicional india parecieron desvanecerse. Los resultados hablaban por sí mismos.

La alimentación como medicina

Lo mismo se aplica, al menos según mi experiencia, a las reglas tradicionales de alimentación. Desde tiempos antiguos, estas desempeñan un papel central en la terapia y la prevención ayurvédicas. La alimentación es medicina, y alimentos como las frutas, las verduras, las plantas y las especias ¡son auténticos medicamentos! Sus propiedades curativas actúan del mismo modo si las integramos en nuestra alimentación diaria para conservar una buena salud que como parte de una terapia. Disfrutar de la comida proporciona alegría de vivir y bienestar, tanto física como emocionalmente. El corazón, la mente y el cuerpo se fortalecen gracias al consumo de alimentos frescos y aromáticos, que también resulten agradables a la vista.

Los olores estimulan las enzimas, los jugos gástricos, las hormonas e incluso los espermatozoides, como sabemos hoy gracias a estudios sobre los olores (por ejemplo, el del profesor Hatt, catedrático del Departamento de Fisiología Celular de la Universidad Ruhr de Bochum), y poseen asimismo efectos curativos. Los platos llenos de sabor y el modo de servirlos en la mesa entran primero por los ojos, y tienen un efecto en la lengua y el paladar, abren el apetito y relajan la mente. Esto lo aprendí primero de mi madre en casa y más tarde de mi cocinero ayurvédico favorito, Eckhard Fischer. Sin embargo, esto no significa en absoluto que tengamos que alimentarnos siempre con especias y alimentos de la India. Cada uno tiene sus preferencias. Lo más importante son los principios que debemos tener en cuenta a la hora de comer. Los he resumido en cuatro puntos:

1. La comida principal del día debe tomarse al mediodía, y por la noche, después de las ocho, solo se debería comer en caso de una fuerte sensación de hambre. Si se come mucho por la noche, a la mañana siguiente se podrá prescindir del desayuno tranquilamente.

2. Todas las comidas deben tener un sabor equilibrado, con una gran cantidad de frutas y verduras procedentes en lo posible de cultivos locales, y en ningún caso de origen tropical.

3. Toda comida equilibrada debería estimular todos los sabores una vez al día: dulce, agrio, amargo, salado, picante y también astringente, como dicen los cocineros ayurvédicos.

4. La dieta debería configurarse de acuerdo al tipo de constitución y el estado actual de salud o enfermedad de cada individuo.

Estos son principios que básicamente ya conocemos de nuestra propia disciplina nutricional. Por supuesto, con la diferencia de que las especias y ciertas plantas como el jengibre, el cilantro, el cardamomo, el comino o la cúrcuma en la cocina ayurvédica se utilizan también como remedio. Nuestras abuelas también incluían remedios preventivos a la hora de cocinar, pero por desgracia hace mucho tiempo que sus recetas han caído en el olvido. Por ejemplo, utilizaban comino para condimentar los platos con repollo para evitar los gases, o recomendaban beber infusiones calientes de manzanilla o melisa. El ayurveda aconseja a menudo beber agua caliente para purificar el cuerpo. Los pacientes de la cura tienen que beber hasta tres litros diarios para eliminar toxinas a través de los riñones.

ESPECIAS   Las especias pueden proceder de diversas partes de las plantas (por ejemplo, raíces, hojas, flores o frutos) y se consumen frescas o secas, y muchas veces ralladas. Se han empleado durante miles de años tanto para conservar alimentos y bebidas —este es el caso del chile y el romero— como para mejorar el sabor de los platos. Muchas especias cuentan con una tradición igualmente larga como remedios curativos. La pimienta y el chile, por ejemplo, estimulan el estómago y favorecen la digestión. La cúrcuma también estimula la producción de jugos gástricos y, además de muchas otras propiedades, tiene un efecto antiinflamatorio. El cilantro, el cardamomo y el comino ayudan a remediar los problemas digestivos y las enfermedades inflamatorias crónicas. Y recientemente se ha comprobado el poder curativo del jengibre contra las náuseas, los resfriados y las inflamaciones.

¿Y emplean medicamentos? El médico tradicional del ayurveda, llamado *vaidya*, también dispone de un gran repertorio en este campo. Las especias como el jengibre, la cúrcuma, el cardamomo o el cilantro y el comino se utilizan específicamente como medicamentos. Quizá el remedio medicinal más importante sea la grosella espinosa india, también denominada amla o amalaki. Se la conoce como «planta divina» y se emplea como remedio preventivo y en curas de «rejuvenecimiento», así como para estimular el sistema inmunológico y tratar la anemia o la deficiencia inmunitaria. Se han comprobado sus propiedades antimicrobianas. La resina del guggul, la mirra india, también desempeña un papel importante en el ayurveda. Se usa para combatir el exceso de colesterol, el sobrepeso y las enfermedades inflamatorias de la piel como el acné. El aceite de nim y el alcanfor se usan por vía externa como antibacterianos y antimicrobianos. En la mitología hindú, el árbol de alcanfor, que puede alcanzar hasta los cincuenta metros de altura, es el árbol favorito del dios Shiva y es el árbol sagrado de la India. En la India, el alcanfor tenía un significado similar al del incienso en Europa y se valoraba más que el oro. Se usaba, y sigue usándose, para ambientar espacios de ritual y meditación, así como para tratar afecciones respiratorias, y hoy en día —en su producción sintética— es un ingrediente habitual en las cremas para la tos gracias a su efecto térmico, antiinflamatorio y sedante.

¿Quién ha aprendido de quién?

En paralelo a los principios nutricionales, la medicina ayurvédica utiliza ciertas formas de ejercicio como el yoga y determinados ejercicios de respiración para inducir la relajación. Los principios básicos son similares a los de la medicina china o la tibetana. También se asemejan los puntos terapéuticos en la superficie del cuerpo, que los indios denominan «puntos marma». En teoría, se trata de puntos que conectan la piel, los nervios, los músculos, los tendones, los huesos, las articulaciones y los vasos, como los puntos de acupuntura o las zonas de shiatsu. A través de canales hipotéticos (en la medicina china, meridianos, y en el ayurveda, nadis), se establecen las conexiones con los órganos o con la psique. El término «marma», que en sánscrito significa «punto de energía» o «campo de energía», se usa sobre todo en el ayurveda, mientras que en el kundalini yoga y en la medicina tibetana se los llama «chakras».

Hoy en día ya no podemos saber si antiguamente, hace miles de años, los médicos indios y chinos compartieron o intercambiaron experiencias y conocimientos de algún modo. Ni siquiera los antropólogos y etnólogos han encontrado suficientes pruebas de ello. Tal vez sí llegó a darse tal intercambio en el Tíbet, como veremos más adelante. No obstante, cabe destacar que este es un principio básico de nuestra existencia humana en el que coinciden las más diversas corrientes, escuelas y culturas de las medicinas del mundo, que parten de él para desarrollar sus métodos de diagnóstico y sus procedimientos terapéuticos. ¿Qué podríamos aprender de esto, cada uno para sí mismo y para la humanidad en general? ¿Cómo podría beneficiarnos si lográramos integrar este conocimiento de un modo complementario y sin prejuicios?

Eso no tiene por qué significar que abandonemos nuestra actitud crítica frente a todo aquello que pueda parecernos raro o sospechoso. Nada más lejos de mi intención que predicar la fe milagrosa. Sin lugar a dudas, todavía carecemos de una explicación científica fiable de los mecanismos de acción, por ejemplo del ayurveda, y ni siquiera los terapeutas son capaces de aclarar cómo es posible detectar una enfermedad con el mero tacto del pulso. Sin embargo, tampoco hay duda de que el tratamiento ayurvédico funciona en innumerables casos, que ayuda a relajarse, a lograr una paz interior y, en ocasiones, a aliviar el dolor físico. Esto es lo único que puedo atestiguar personalmente, por mi propia experiencia.

El noble óctuple sendero: cómo aprendí a confiar en los médicos tibetanos

Emocionado, miro por la ventanilla del avión. Por debajo de nosotros se encuentra la cordillera más poderosa de la Tierra, el Himalaya, el techo del mundo. La vista supera todas las expectativas. Una grandiosa e imponente creación de la naturaleza. El sentimiento de humildad parece surgir de manera automática. Se me pasan muchas cosas por la cabeza. En cuanto nos acercamos a las montañas y vislumbramos los primeros picos desde la distancia, tuve que pensar en el Dalai Lama. Porque en algún lugar allá abajo, en la cara norte del macizo, también debe de estar el Tíbet, ese país envuelto de misterios en la meseta inhóspita, a cuatro mil quinientos metros sobre el nivel del mar, el asentamiento humano más alto del mundo. En mis años mozos ya había dejado volar mi imaginación acerca de todo cuanto debía aprender sobre este país. Las historias sobre la vida en los monasterios coloridos me fascinaban. Me fui creando unas expectativas fabulosas, hasta que los acontecimientos políticos del siglo xx las ensombrecieron.

Aunque por aquel entonces yo aún era un niño y no podía comprender lo que estaba sucediendo, sí recuerdo que las noticias que llegaban del lejano Tíbet horrorizaban a los adultos. Se me quedaron grabadas palabras como dictadura, opresión y expulsión. Por primera vez, oí hablar de un hombre santo al que llamaban Dalai Lama. Era el año 1959.

Los tibetanos se habían alzado contra la opresión de su cultura por parte de los invasores chinos. El líder de los budistas tibetanos se hallaba en peligro de muerte. El Dalai Lama, que entonces era un adolescente de solo catorce años, tuvo que huir a través de las montañas nevadas al otro lado del Himalaya para exiliarse en la India. En su tierra natal fueron asesinadas más de ochenta mil personas. Comenzó la destrucción de monasterios centenarios. Se calcula que hasta la fecha se han saqueado y derruido unos seis mil templos. De esta manera, se pierde la religión de una cultura ancestral. Muchos monjes que no pudieron soportarlo se prendieron fuego a sí mismos. ¿Qué nivel de desesperación debieron de alcanzar estos creyentes de una religión que celebra la vida? Sin duda, también es un peso terrible para el Dalai Lama. A pesar de su compasión por el individuo, ha luchado durante décadas contra el montaje de los autos de fe, la autoinmolación, así como por que los chinos y los tibetanos lleguen a un acuerdo, por la tolerancia y el respeto de ambos lados.

Mi encuentro con el Dalai Lama

En mi mente, todo parece avanzar a cámara rápida mientras sobrevolamos el techo del mundo. Dentro de poco, aterrizaremos en Dharamsala, al norte de la India, para encontrarnos con el Dalai Lama en el exilio. Ya algún tiempo antes me habían invitado a un encuentro con el gran humanista en Suiza, pero no pude acudir a causa de otros compromisos. Así que estaba muy emocionado, y un poco nervioso. Pero mi timidez inicial disminuyó de inmediato cuando nos vimos. Entre el Dalai Lama y yo reinaba una sintonía directa como nunca antes había experimentado en mis encuentros con otras grandes personalidades.

El vínculo especial, prácticamente causal, de su religión con mi campo, la medicina, puede haber tenido algo que ver con ello, así como el interés personal del Dalai Lama por la conservación de terapias antiguas y el desarrollo de otras nuevas. Uno de sus primeros actos oficiales después de su emigración fue reabrir la escuela de medicina de Men-Tsee-Khang en Dharamsala, que antes estaba ubicada en la capital tibetana de Lhasa, algo que muchos han olvidado. Yo había concertado algunas citas para los siguientes días con el fin de informarme sobre las principales características de la medicina tibetana. De entre las cosas que aprendí sobre ella, observé algunas coincidencias con los principios de otros enfoques terapéuticos afines a otras medicinas del mundo. Seguramente, algunos rasgos proceden de la medicina india o china antiguas, pero es posible que, al mismo tiempo, las artes curativas tibetanas ejercieran su influencia sobre ellas.

También en este terreno me encontré hablando de tú a tú con el Dalai Lama, como si fuéramos compañeros de profesión. Y es que se comporta con tal naturalidad e informalidad con sus interlocutores que sería difícil no hacerlo. A diferencia de lo que hubiera esperado de un religioso, no entró en discursos moralistas ni pretendió dar lecciones a nadie. No dijo ni una palabra que pusiera en duda los avances de la ciencia. Al contrario, parecía mostrar una especial curiosidad por las investigaciones médicas, no desde una perspectiva médica en el sentido estricto —pues ni mucho menos se las daba de terapeuta aficionado— pero como filántropo, sentía la obligación de no cerrar los ojos a nada que pueda servir de ayuda a las personas.

Me impresionó el carisma que proyectaba este hombre, tan inteligente y culto como fuerte. Su actitud abierta hacia lo nuevo y lo desconocido, fruto de su sólido arraigo en la propia tradición y de la cultura asociada a su fe, me conmovió profundamente, sobre todo el optimismo que mostró ante mi idea de una medicina integrativa para el futuro. Durante los días en Dharamsala experimenté esta tolerancia llena de curiosidad en varias ocasiones, acompañado del entonces ministro alemán de

Comunicaciones, Christian Schwarz-Schilling, cuya fundación había organizado el viaje.

Incluso los médicos, terapeutas y representantes médicos con los que hablé más adelante no lograban entender el conflicto que teníamos en Occidente entre medicina académica y medicina natural, con esas luchas constantes. Su deseo de establecer un vínculo con la medicina académica y tecnológica, implantar las distintas técnicas de diagnóstico por la imagen y los tratamientos radiológicos modernos, como hago yo mismo en mi Instituto de Microterapia en Bochum, siempre fue acompañado por el compromiso con la tradición. Hoy en día, los tratamientos de la medicina tibetana siguen aplicándose con éxito. Los médicos y terapeutas de este país se sienten tan comprometidos con la concepción del ser humano que subyace a su profesión como los médicos occidentales al juramento hipocrático.

Bután sanador

Durante la breve parada que hice en Bután con mi grupo de viaje, pude comprobar cómo este pensamiento se extendía más allá de las fronteras del antiguo Tíbet independiente. Para mí, esto supuso una experiencia de pura armonía. Por supuesto, soy consciente de que en Bután no es oro todo lo que reluce, ni literal ni figuradamente, pues justo antes del cambio de milenio fueron expulsados del país alrededor de cien mil inmigrantes nepalíes, y los habitantes de Bután no son precisamente ricos. Aunque yo sabía todo esto, creo que es el país en el que he visto a más personas felices.

Ya en el aeropuerto no nos «despacharon», sino que nos dieron una bienvenida muy cálida. Nos pusieron un pañuelo blanco de seda alrededor del cuello a cada uno de nosotros, un símbolo budista de pureza y misericordia. Más tarde, cuando visitamos la pagoda en la capital Timbu, formamos una peculiar procesión alrededor del templo. De uno en uno, en parejas o con toda la familia, dábamos vueltas a la pagoda con el sol de la tarde. Muchos hablaban entre sí, otros efectuaban movimientos devotos o se arrodillaban a un lado en actitud meditativa. Nosotros seguíamos la procesión sin que nadie nos observara. Me invadió una alegre tranquilidad, una sensación de felicidad como no había experimentado en mucho tiempo.

Bután tenía un efecto sanador. Por primera vez, experimenté el efecto calmante de una comunidad de personas felices, el ánimo saludable y cuidadoso de toda una cultura, de todo un país. Y es que el éxito del país no se mide, por increíble que parezca, según el cálculo estadístico de su producto nacional bruto, sino por su índice de «felicidad nacional bruta». Con el fin de obtener esta información, el Centro de Estudios de Bután realiza entrevistas sobre el equilibrio entre la vida laboral y familiar, el nivel de vida, la educación, la calidad ambiental, la vida social y cultural, así como el estado de salud. Un procedimiento complejo en el que participan varios ministerios. Porque «la felicidad» no es un valor objetivo, y todos los estados que pretenden que lo sea, por un lado, corren el riesgo de asumir la tutela ideológica de sus ciudadanos. Por otro, tratándose de la felicidad de todos, ¿quién tendría algo en contra de elevar la búsqueda de la felicidad a la categoría de objetivo político? Hace años, Bután presentó una resolución sobre este tema en la Asamblea General de las Naciones Unidas que se aprobó sin votos en contra. El país quiere ponerse a la cabeza, sobre todo, en lo que respecta al sector sanitario. La atención médica básica de la población es gratuita. Existen ciento setenta instalaciones médicas para menos de un millón de habitantes. Todos los niños reciben vacunas con regularidad, por lo que la mortalidad ha podido reducirse significativamente.

Las fuentes histórico-culturales de este pensamiento humanista conducen de nuevo al Tíbet. De allí vinieron los monjes budistas que empezaron a intensificar el cultivo de las tierras fértiles hace más de trescientos años. No solo construyeron monasterios imponentes, sino que además trajeron consigo el conocimiento de la medicina tradicional tibetana, que sigue usándose hoy en día. La medicina académica y la natural forman una simbiosis fructífera. Las compresas calientes de hierbas y las mezclas de té e infusiones que preparan con tanto cuidado se utilizan para el tratamiento del dolor de igual modo que los medicamentos modernos.

En lo que respecta a sus fundamentos filosóficos, la medicina de Bután se basa en lo mismo que caracteriza a la medicina del Extremo Oriente en general: tiene una base natural y parte de la convicción de que la mente y el cuerpo deben estar en armonía para vivir sanos y «felices». Los «venenos» que pueden perturbar esta armonía son los tres «vicios del espíritu impuro»:

- Codicia, avaricia y celos *(Dud-Chag)*
- Odio, ira, arrogancia *(Zshe-Dang)*
- Ignorancia y ofuscación *(Ti-Mog)*

Para realizar un diagnóstico completo de las enfermedades que pueden generar estos venenos, es preciso llevar a cabo un análisis completo de pulso, ojos, lengua y orina. Hay aproximadamente trescientas mezclas distintas de plantas medicinales, minerales y componentes animales destinadas a fines terapéuticos. Además, también se usan, entre otros, la acupuntura con agujas de oro, sangrías, baños alternos de frío y calor, curas de sudor o masajes con aceite.

CORDICEPINA   El *Cordyceps*, un hongo que se alimenta de una oruga especial, es una de las plantas medicinales más conocidas y buscadas del Himalaya. La sustancia que se extrae de él, la cordicepina, constituye una de las preparaciones más caras del mundo. Según estudios científicos, activa el sistema inmunológico, tiene un efecto antibiótico sin dañar la flora intestinal, mejora el metabolismo hepático y, además, conduce a una mayor liberación de cortisona endógena. Por si fuera poco, desde hace miles de años tiene fama de ser rejuvenecedor y afrodisiaco.

Pero por encima de todo está la creencia de que los seres humanos formamos parte del continuo natural, tanto física como espiritualmente. Una idea que nos conduce de nuevo al Tíbet para adentrarnos en él con más detalle.

Creencia y conocimiento

Las ideas religiosas de los tibetanos están estrechamente vinculadas a sus métodos curativos tradicionales. Una cosa va unida a la otra. Los monjes que conocí poseían gran cantidad de conocimientos médicos. Al mismo tiempo, siempre tuve la impresión de que los médicos de titulación académica, algunos de ellos con las mejores condecoraciones de las universidades norteamericanas de élite, seguían tratando a los pacientes conforme a los principios de su religión. Esta sirve de punto de encuentro entre los que buscan curarse y los que curan. Ambos hablan el mismo idioma, ya usen o no terminología especializada.

El cuerpo humano animado y su salud se contemplan en su conjunto, bajo la influencia de las fuerzas de la naturaleza que lo abarcan todo. La variedad de plantas y minerales nos ofrece todas las sustancias vitales que necesitamos para la estructura de nuestras células humanas, así como para su protección. Las personas ingieren estas plantas y minerales de una manera más o menos consciente —no todos los tibetanos son apóstoles de la salud— con su alimentación diaria. Y el cuerpo, a su vez, «extrae» lo que necesita. El conocimiento de estos efectos se basa en la experiencia. A las personas les resultan más sabrosos aquellos alimentos que les benefician. Tienden de manera literalmente innata a una alimentación saludable. Antaño esto ocurría también entre nosotros, antes de que confiáramos el diseño de nuestra dieta a los intereses comerciales de la sociedad de consumo. Es de temer que, en algún momento, les pueda ocurrir lo mismo a los tibetanos, sobre todo viendo lo rápido que se acercan a la civilización occidental. Sin embargo, de momento mantienen el sentido de la justa medida. Este sentido innato lo tienen también para los remedios medicinales, sobre todo para las mezclas de plantas tan conocidas, y a menudo secretas, de la farmacia tibetana. Pues tampoco son el resultado de determinados experimentos, sino de la experiencia. Han integrado influencias extranjeras, sobre todo de la medicina china. La colaboración entre distintas tradiciones médicas, que necesitamos hoy más que nunca, en la medicina tibetana existe desde hace siglos.

Esto no deja de sorprenderme. ¿Cuántas cosas nos hemos perdido por culpa de la arrogancia del progreso? Y todo porque, como europeos «ilustrados», creíamos que ya no había nada que aprender de las tradiciones religiosas. Durante mi viaje al Himalaya advertí más que nunca cuán obtusa era esta manera de pensar, ya que allí la espiritualidad del lamaísmo budista ejerce una influencia positiva en los tratamientos médicos, sobre todo en situaciones de mayor necesidad. Pienso aquí, por ejemplo, en el *Libro tibetano de los muertos*, o *Bardo thodol*, que se lee a los moribundos para proporcionarles alivio y consuelo en sus últimas horas. ¿Qué se puede decir en su contra? Yo mismo leo desde hace años esta y otras obras de la medicina asiática. Todas ellas son el legado de una civilización muy desarrollada que, a pesar de estar amenazada, se ha conservado gracias al aislamiento de la alta montaña. El techo del mundo es también un desván en el que ha podido conservarse la experiencia acumulada por una de las medicinas más relevantes de la humanidad. Para muchos, en nuestro presente racional y desilusionado, esto puede sonar a exageración; pero, para mí, no es más que la constatación de un hecho, un puente espiritual de regreso a las raíces.

El poder de la medicina
está en sus raíces

El fundador de la primera escuela de medicina tibetana fue Yuthok Yon-
ten Gonpo. Nació en el año 708 y se dice que llegó hasta la edad de ciento
veinticinco años. Sin embargo, no se sabe cuándo murió exactamente. Las
leyendas han difuminado la fecha. El «santo de la medicina», como lo llaman los tibetanos, fue lama, maestro espiritual del budismo tibetano y
médico. Además, para los estándares de la época había viajado mucho, a
Nepal y a la India. Al parecer, estuvo incluso en China. También se dice
que organizó una ceremonia en la corte real tibetana donde, por primera
vez, médicos procedentes de varios países como China, India o Persia y la
región greco-árabe habrían intercambiado sus ideas. La historiografía
cuenta que entre sus participantes se encontraba Gurú Rinpoche, quien
llevó el budismo al Tíbet y encarnó una interacción en extremo fructífera,
hoy diríamos «creativa», de fe, religión y medicina orientada a la psique.
Se cree que fue Rinpoche quien terminó el *Libro tibetano de los muertos* antes
mencionado, mientras que a su discípulo Yuthok le son atribuidos los
Cuatro mantras, la obra principal de la medicina tradicional tibetana (MTT),
aún vigente en nuestros días. Este recoge los conocimientos, consejos y
principios básicos, los «tantras», con ilustraciones.

Este pensamiento, que no dista mucho de la filosofía china o la griega
antigua, también se basa en un sistema de elementos, que son el fuego, el
agua, la tierra, el espacio y el aire. Como todo lo demás, el ser humano
está compuesto de estos cinco elementos. A su vez, estos se asignan a
cada uno de los «tres principios», las funciones que conforman la vida. El
carácter, la singularidad de cada persona, resulta de cómo interactúan estos principios.

El primer principio es el movimiento (*rlung*, en español «viento» o
«aire, respiración»). Según la interpretación ayurvédica, correspondería

al tipo *vata*. Esta es la base para el control fisiológico del cuerpo y la mente. Las actividades del sistema nervioso, el corazón, la circulación de la sangre, la respiración, la digestión, así como del pensamiento y la acción son inducidas por este principio.

El segundo principio es el metabolismo *tripa*, que significa «bilis». Se trata del «fuego del cuerpo», la energía biológica que pone en marcha todos los procesos metabólicos. Regula tanto el balance energético como la temperatura corporal, y se ocupa del hambre, la sed y la digestión, pero también de la vista. En lo mental, *tripa* se asocia a la valentía y la fuerza de voluntad.

Por último, el tercer principio es la humedad, en tibetano *beken*, que se traduce por «flema». Este principio engloba todos los fluidos del cuerpo, desde la linfa hasta el líquido sinovial, el «lubricante de las articulaciones». Además, se le asigna la función de soporte de todos los tejidos y la fuerza estructural del cuerpo, los músculos, los tendones y los huesos. En el terreno psicológico, *beken* representa la paciencia y la serenidad.

Dependiendo de cuál de estos tres principios destaque más o menos en cada individuo, resultan diferentes tipos de personas. El tipo flemático o *beken*, que tiende a la obesidad, así como a la tranquilidad y la comodidad. El tipo viento o *rlung* es delgado, sensible y algo inquieto, pero atento. El tipo bilis o *tripa* se define como atlético, tenso y orientado a objetivos concretos. Como consecuencia de estas diferencias, cada individuo presenta, asimismo, una susceptibilidad distinta a determinadas dolencias y enfermedades. Un desequilibrio prolongado de los «tres principios» conduce a molestias tanto físicas como mentales, y a la larga desencadena enfermedades. Los métodos de tratamiento de la medicina tibetana, sus terapias, masajes, meditación o la administración de plantas medicinales, tienen como objetivo restablecer el tipo básico del individuo. Ya que la preservación de estas condiciones es fundamental para el bienestar de cada uno. Los *Cuatro tantras*, el tratado médico más importante de la medicina tibetana, describe casi noventa mil síntomas, que van asociados a más de cuatrocientas enfermedades. Se dice que alrededor de una cuarta parte de estas dolencias nos es innata, es decir, que nos viene asignada por el «karma». En la medicina occidental hablaríamos de «herencia genética». Otra cuarta parte de las enfermedades se atribuye a la influencia de fantasmas y demonios.

Desde que presencié los bailes rituales para expulsar demonios en Bután y Sri Lanka o Tailandia, creo haber encontrado una analogía entre los «demonios» y lo que entendemos por enfermedad mental. En el pensamiento arcaico, son los fantasmas los que «nublan» los sentidos y los enferman. Por tanto, deben ser expulsados mediante conjuros de todo tipo. A mi entender, los demonios con sus muecas también podrían ser representaciones de las enfermedades mentales que hoy tratamos partiendo de conocimientos modernos y con técnicas de tratamiento sofisticadas. Tan solo nos diferencia el hecho de pertenecer a otra cultura, con unas ciencias naturales y humanísticas distintas; con ellas, cambian también los conceptos y las definiciones de las enfermedades.

Tal y como yo lo entiendo, el mensaje de la medicina tibetana es «todo lo que sea necesario, pero lo mínimo posible». El tratamiento siempre depende del nivel de enfermedad, de su gravedad y su duración. En el caso de afecciones leves, se intenta intervenir con medidas nutricionales adecuadas, con alimentos saludables e infusiones medicinales, así como con ayuno. La siguiente etapa del tratamiento médico incluye plantas medicinales en grageas, infusiones, ungüentos o polvos, yoga, tratamiento con ventosas, acupuntura o quema de artemisa en puntos de acupuntura y técnicas de respiración o meditación.

El cuerpo es
el templo del alma

Para poder ayudar de modo efectivo a sus pacientes, el médico debe poseer, además de la fe que ya tiene interiorizada como base ética, los conocimientos más rigurosos de anatomía, psicología y herboristería, así como numerosas técnicas de masaje y otras terapias locales. Observa el aspecto exterior, pregunta al paciente, palpa su cuerpo y, sobre todo, evalúa las cualidades del pulso, la orina y la lengua. La astrología también forma parte de la educación médica, pues ¿qué sería el hombre sin su conexión con el todo universal?

Cuando visité el Instituto Men-Tsee-Khang en Dharamsala logré hacerme una idea de cómo encaja una cosa con la otra y en qué punto se encuentran el conocimiento espiritual y el médico. Además, me invitaron a la Facultad de Medicina que el Dalai Lama mandó reconstruir inmediatamente después de su expulsión de Lhasa. Hoy en día, allí hay un centro de investigación, se ofrecen tratamientos y se enseña como en todos los hospitales universitarios prestigiosos del mundo. Los científicos recopilan y sistematizan continuamente el saber antiguo de la medicina tradicional tibetana a la vez que trabajan en el desarrollo de nuevos procedimientos y medicamentos. Así pues, mantienen una relación estrecha con la medicina académica. Sin embargo, las cosas nuevas surgen precisamente de su familiaridad con la historia. Se trata de un conservadurismo en el mejor sentido de la palabra. El resultado de este trabajo conjunto entre tradición e innovación ayuda a pacientes de todo el globo; y, por si fuera poco, esta forma de economía de la salud con un componente histórico también es rentable. Actualmente, en Dharamsala se producen más de doscientas recetas tibetanas a base de productos naturales y se venden en todo el mundo. La demanda casi supera la oferta. Por poner un ejemplo, en Suiza y Alemania se utilizan los preparados de plantas medi-

cinales mixtas para el tratamiento de las calcificaciones arterioscleróti-
cas y otras lesiones vasculares. Un primer preparado tibetano se ha so-
metido a numerosos estudios internacionales y su eficacia ha podido
probarse científicamente; se trata del Padma 28.

PADMA 28 Aprobado por primera vez como
medicamento en Suiza en 1977, el Padma 28 se
usa, entre otras cosas, para tratar los primeros signos de trastornos circulatorios, como
hormigueo en las manos y los pies o calambres en las pantorrillas. Las más de veinte
plantas que se utilizan en la fórmula favorecen el
flujo sanguíneo y tienen propiedades antiinflamato-
rias y antibacterianas en infecciones respiratorias, según se ha comprobado. *Padma* significa «loto». La mezcla corresponde al «número 28» de una colección de recetas tibetanas que llegó a Occidente
en el siglo XIX.

Uno de los preceptos más importantes de la medicina tibetana es que no
se debe introducir en el cuerpo nada que no se le parezca en cierta manera, es decir, nada que no sea de origen natural. Todo se deriva de la naturaleza, hasta el conocimiento del mundo. Cuando Siddhartha Gautama,
el fundador del budismo, alcanzó la iluminación no estaba en una sala de
estudio, sino tumbado debajo de un árbol. La mente no reina sobre el
mundo, sino que habita en él, y en consecuencia los médicos deberían
tratar al cuerpo *(soma)* como «templo del alma y los sentimientos». La
medicina tibetana no necesita eliminar la división entre los médicos que
tratan el cuerpo y los que se ocupan de la mente y el espíritu, porque, a
diferencia de lo que ocurrió en Occidente, estos campos nunca llegaron
a separarse. El respeto por la naturaleza, por la vida en todas sus formas,
ha impedido que ello ocurra. No hay ningún diagnóstico ni ningún tratamiento que no se base en esta concepción ética. Porque quien ayuda a

otros se ayuda también a sí mismo. Y el que se ama y se cambia a sí mismo, ama también a su prójimo; ha interiorizado las «cuatro nobles verdades» de la existencia humana. Posee suficiente consciencia de sí mismo para reconocer que:

1. La vida comporta sufrimiento.
2. El sufrimiento es causado por el deseo, el apego y el egoísmo.
3. Es posible liberarse del sufrimiento.
4. El camino para conseguirlo es el «óctuple sendero hacia la vida correcta».

Esto puede sonar parecido a la Biblia, porque también se trata, en lo esencial, de una gran guía de la vida, una guía que quiere animarnos a seguir siendo humanos. Entre los diez mandamientos de los cristianos y el «óctuple sendero», por el cual los budistas deben alcanzar la «vida correcta», no hay diferencias muy grandes, aunque el camino del Extremo Oriente implica menos enseñanza y sirve más bien de guía hacia el autoconocimiento a través de estas conductas:

1. Visión correcta/comprensión correcta
2. Motivación correcta/pensamiento correcto
3. Habla correcta
4. Actuar correcto
5. Ocupación correcta
6. Esfuerzo correcto
7. Atención correcta
8. Concentración correcta y meditación

Una medicina que siga este «camino» tendrá un enfoque psicosomático desde el principio. Sin embargo, esto no tiene nada que ver con las restricciones religiosas o el esoterismo. Se trata única y exclusivamente de entender nuestra existencia física bajo la influencia de la mente y las emociones, no como un mecanismo funcional, un motor que se estropea de vez en cuando; la medicina académica, en general, se ha concentrado en desarrollar tratamientos técnicos para esta idea de «motor», que sin duda han dado buenos resultados, pero que no son suficientes desde un punto de vista humano.

Por supuesto, podemos sufrir una infección o una intoxicación de la sangre, ser víctimas de un accidente o de epidemias, o nos puede fallar un órgano debido a causas físicas. Que el estrés y la tensión psicológica causen cáncer es posible, pero no obligatorio. Sería una tontería atribuir cada molestia del cuerpo al poder de los demonios internos. Pero también me parece cierto y totalmente lógico el punto de partida de la medicina tibetana: el equilibrio de la vida, es decir, el estado saludable, puede verse amenazado por un modo de vida incorrecto, «envenenado» por los temores, la rabia y el dolor, así como por la agresión, la codicia y el odio. Si esto ocurre, se genera un «karma» negativo, un efecto que influye en la existencia posterior, infinita, del hombre, a veces solo en la vida siguiente, después del renacimiento. Cuando todo el conjunto, cuerpo, alma y espíritu se hallan interconectados en el medio natural, nada puede quedar sin consecuencias, ningún pensamiento, ningún estado de ánimo y ningún dolor. Pero, a la vez, siguiendo este planteamiento, todo se puede tratar de forma natural. Por esta razón los masajes, los tratamientos a base de plantas y la meditación juegan un papel decisivo en la medicina tibetana.

En especial, la herbología tibetana tiene una fama legendaria. Las recetas más antiguas se remontan a tiempos prebudistas. Este acervo de sabiduría en medicina natural no se conservó únicamente en los monasterios budistas. Muchos de ellos fueron víctimas de la Revolución cultural china bajo el mandato de Mao.

A causa de ello, se perdió gran parte de un conocimiento milenario, no solo cultural y religioso, sino también medicinal. Lo que se ha conservado da una idea de cuánto más debió de haber, entre otras cosas, las recetas de distintas mezclas de medicamentos. Algunas de ellas están compuestas por más de sesenta productos naturales. Al mezclarlos, pueden intensificarse las propiedades curativas de cada componente individual, y también de este modo pueden reducirse o incluso eliminarse sus efectos secundarios. Y todo esto se extrae solamente a partir de la abundancia que la flora pone a nuestra disposición y de lo que nosotros ya poseemos como criaturas, por así decirlo. Por ello, la técnica de respiración consciente es un elemento esencial de la medicina tibetana. La práctica de la respiración profunda por la mañana y por la noche debe servir para mantener una buena salud y favorecer los procesos de curación a largo plazo. Los bloqueos mentales y físicos pueden disolverse mediante ejercicios de respiración indicados por el médico.

> RESPIRACIÓN   La respiración profunda suele asociarse con la medicina tibetana. Pero la historia de la medicina atribuye complejos ejercicios de respiración y de control de la respiración al ayurveda. Estos ejercicios de respiración se describen en los textos históricos especializados como el medio más seguro para combatir las enfermedades, el envejecimiento y la muerte.

Sin embargo, el hecho de que los procedimientos médicos alternativos hayan persistido durante tanto tiempo no se debe de ninguna manera a la necesidad, o a las circunstancias, a que en épocas anteriores no se dispusiera de los recursos técnicos y farmacológicos actuales. Si fuera así, las enseñanzas de la medicina tradicional tibetana se habrían quedado en los monasterios acumulando polvo. Pero la verdad es que sus métodos de fortalecimiento mental se siguen utilizando incluso para intervenciones quirúrgicas. La curación comienza cuando uno logra sumergirse en lo que le ayuda físicamente; en otras palabras, cuando la mente y la naturaleza se funden. Entendí el significado de esto gracias a un suceso casual.

Una vez, en una farmacia tibetana, vi a un hombre que se tomaba su medicina herbal concentrando su atención en el dibujo colorido de una planta. Cuando el farmacéutico advirtió mi asombro, me explicó que la imagen en la que el hombre se concentraba era una representación de la planta medicinal que estaba tomando. Al parecer, este procedimiento es bastante común. De hecho, en la farmacia había muchísimas más imágenes de plantas y minerales diferentes. Las imágenes de los remedios más comunes estaban colgados en las paredes, otras estaban guardadas en montones de cajas. Me dijo que muchos pacientes también guardaban las fotografías de sus medicamentos en casa. Su contemplación forma parte del tratamiento farmacológico. Al simpático farmacéutico no le convencía que las pastillas también pudieran surtir efecto si uno se las traga sin pensar, como solemos hacer nosotros. A su entender, es preciso fundirse también mentalmente con aquello que introduces en tu cuerpo. Si algo sigue siéndonos ajeno, no puede funcionar. Una vez más tuve que preguntarme qué podía haber de falso en las ideas tradicionales de una medicina basada en la filosofía natural, por qué lo descartamos todo con tanta facilidad, tachándolo de superstición, sin haberlo probado siquiera. ¿O es solo porque creemos que no disponemos de suficiente tiempo para meditar?

Sospecho que es así, pero no puedo acusar a nadie. Me alegro de que en Occidente cada vez haya más gente interesada en la medicina tradicional tibetana, porque con la práctica de la meditación buscan curarse y estar en paz consigo mismos.

El viaje hacia el Yo como
camino hacia el mundo

Cansados de la persecución de la sociedad competitiva, del ajetreo en gran parte artificial, de la huida inconsciente hacia el olvido, muchos vuelven a buscar la percepción espiritual del ser. Por mi propia experiencia, sé que es posible resolver bloqueos psicológicos a través de técnicas de relajación y meditación. El viaje hacia el Yo se convierte en un camino hacia el mundo.

En la meditación, se vuelven visibles los pensamientos y las emociones, las sensaciones físicas y las mentales. Se apoderan de nosotros, pero podemos volver a dominarlos. Y la mejor parte es que, como lo único que importa es la concentración, o regresar a uno mismo, es posible encontrar paz o meditar prácticamente en cualquier momento y en todas partes: sentado, caminando por la naturaleza, en el silencio de la oración en la iglesia o incluso bailando. A mí me funciona mejor en el bosque, en el mar o en la montaña. Solo conmigo mismo y con la naturaleza. Pero también cuando estoy sentado en algún lugar, respiro conscientemente y suelto el control de la mente. Esto me relaja muchísimo. Calma la mente con más rapidez de lo que uno se da cuenta. Favorece y acelera los procesos de curación, aparecen de repente sentimientos de felicidad, uno puede recuperar el valor para sobreponerse a los problemas, cuando no sea posible resolverlos. De manera inesperada, uno recupera la motivación para buscar nuevos caminos y crear cosas nuevas.

Si hay una cosa que caracteriza a la medicina tibetana aún hoy, es sin duda la visión del todo-uno, en la que todos estamos tan integrados que cuerpo y espíritu nunca pueden considerarse por separado. De hecho, la tarea de los médicos tibetanos consiste en detectar un desequilibrio psicosomático como causa de la enfermedad y poder tratarlo. Ahora bien, no siempre pueden explicar cómo lo logran. En gran parte de lo que hacen solo los guía la experiencia, quizá incluso un sentido especial que han ido desarrollando. Por ejemplo, nadie ha podido explicarme hasta ahora qué signos les inducen a diagnosticar esta o aquella enfermedad con solo palpar el pulso. Por no mencionar que yo mismo pude sentir esa cantidad infinita de cualidades del pulso. Y, sin embargo, he constatado muchas veces que los diagnósticos coincidían con lo que yo había averiguado sirviéndome de mis conocimientos médicos, pruebas de laboratorio y técnicas de diagnóstico por imágenes.

Me niego en redondo a pensar que una cosa esté reñida con la otra, lo nuevo no ha de ir contra lo viejo, lo aprendido no ha de anular lo desconocido. En las excursiones que hice siguiendo la pista de la medicina tibetana, pude constatar una vez más que los misterios de las medicinas del mundo no pueden resolverse tan fácilmente, pero que sin duda vale la pena acercarse a lo desconocido con una actitud abierta, como la que el Dalai Lama ha demostrado durante décadas. En un futuro próximo, queremos reunirnos de nuevo para hablar sobre un trabajo conjunto para el tratamiento de problemas de espalda, enfermedades relacionadas con el estrés y otras enfermedades comunes de la sociedad actual. Ya siento curiosidad por saber cómo será este reencuentro y tengo muchísimas ganas de volver a sobrevolar el techo del mundo.

Entre chamanes y curanderos, ¿todo magia?

La existencia del hombre no termina cuando
una enfermedad u otra circunstancia mata
a su espíritu animal aquí en la tierra.

Nâlungiaq, inuit Netsilik

Chamán. La misma palabra ya hace viajar a nuestra imaginación. Suena misterioso, incluso amenazador para algunos. Nuestra imaginación se pone a pintar imágenes coloridas. Visualizamos hombres envueltos con capas de colores vivos o con un pellejo sobre los hombros, cuerpos negros tintados de un blanco intenso. Rostros pintados con extraños maquillajes, a veces ocultos tras una máscara, que a primera vista pueden causar terror. La palabra también me evoca las caras arrugadas de mujeres muy ancianas, así como los indios con sus penachos de plumas. Un escenario exótico, una danza espiritual en la que las figuras más misteriosas se mueven como en un trance, sosteniendo fetiches o abstrayéndose para luego murmurar conjuros que parecerían llegados del más allá.

Aunque no demos ningún crédito a los misterios de los chamanes, pensar en ellos nos traslada a mundos lejanos. Escépticos e incrédulos, sentimos una fascinación secreta, imaginamos una tierra incógnita que debe de haber existido en algún lugar remoto, entre los indios de las llanuras, en las selvas vírgenes de Brasil, en la estepa africana o, más abajo, en el interior del continente australiano, donde viven los aborígenes.

Mundos paralelos

Sin embargo, la palabra «chamán» en realidad nos llegó del frío. A mediados del siglo XVII, investigadores y comerciantes la trajeron de sus viajes de exploración a la vasta Siberia. Etimológicamente, proviene del idioma tungús, hablado en Siberia, y significa «el que sabe», es decir, una persona notoria en quien los demás confiaban más que en sí mismos; alguien que estaba «desplazado», tan alejado de la normalidad que sus contemporáneos creían que vivía con una parte de su ser en ese «más allá» paralelo desde el cual se controlaba la existencia terrenal. Según la definición actual, los chamanes son especialistas espirituales que se provocan de manera consciente un éxtasis ritual en el que sienten que su alma abandona el cuerpo y viaja al más allá.

Se daba por sentado que eran capaces también de reconocer las causas de cualquier enfermedad y ahuyentar el conjuro maligno del dolor. Por tanto, resulta bastante lógico que el término «chamán», en el curso del avance europeo hacia las regiones habitadas por los pueblos primitivos, sobre todo durante el siglo XIX, se entendiera cada vez más como sinónimo de «curandero». Si bien esto no es del todo correcto, ya que los chamanes no eran venerados solo como «curanderos», sino que más a menudo se acudía a ellos para resolver conflictos individuales y sociales.

Lo que sí es cierto es que el papel de chamán siempre solía recaer sobre personas extremadamente sensibles; solitarios que llamaban la atención por una especial susceptibilidad, o quizá por experimentar ataques epilépticos o episodios prolongados de ausencia mental o clarividencia. Síntomas que hoy diagnosticaríamos —con un poco de mala intención— como una predisposición a la discapacidad mental o incluso a la locura. Pero no sería correcto tachar a estos individuos de charlatanes de entrada, a pesar de que, con toda probabilidad, no pocos sinvergüenzas y estafadores se mezclaban con los entendidos y convencidos. Hoy más que nunca conviene albergar este tipo de dudas, pues está muy extendido el esoterismo y el autoengaño. Pero si quisiera abrir aquí una disputa nos estaríamos desviando mucho del tema.

> CLARIVIDENCIA   En el chamanismo, predomina una comprensión mágica de la salud y la curación. Los chamanes afirman que curan a través de prácticas mágicas, como la llamada «clarividencia», que consiste en una receptividad —también premonitoria— superior a la percepción sensorial normal.

Y, sin embargo, a pesar de que nuestro escepticismo pueda ser legítimo, no podemos hablar seriamente de la historia y el significado de las medicinas del mundo sin tributar un cierto respeto a los chamanes. En primer lugar, eran conocedores experimentados del medio natural y del poder curativo de las plantas. En segundo lugar, como curanderos partían de una comprensión del ser humano y el mundo que consideraba las enfermedades en un contexto más amplio, condicionado por el medio social y por el estado psicológico y emocional del individuo. En este sentido, los chamanes, sean magos o no, se incluyen también en un continuo histórico que siempre ha conectado a todos los curanderos y curanderas de todo el mundo desde tiempos inmemoriales. Recientemente, la etnomedicina, la ciencia que estudia la historia de la medicina, ha considerado el chamanismo como un método curativo primitivo que además tiene el objetivo de dar significado a la vida y prestar apoyo emocional.

Aunque durante miles y miles de años se ha practicado bajo las más distintas formas religiosas y mitológicas, no puede ser considerado una religión en sí, sino más bien un credo médico centrado en el poder curativo de la naturaleza, partiendo de la convicción de que todo lo que existe está animado y sujeto al cambio constante. El camino al que conduce esta visión es espiritual. Los chamanes se consideran a sí mismos guardianes y mediadores intemporales de los poderes curativos espirituales, un estado que alcanzan mediante procedimientos que expanden la conciencia, como la meditación y el trance.

Conocimientos perdidos por culpa del arrebato religioso

En épocas posteriores, sobre todo después de la progresiva cristianización del mundo, empezó a acusarse de blasfemos tanto a las herbolarias como a los curanderos espirituales y a los consejeros espirituales. Como se creía que servían al diablo, estas curanderas herbolarias, conocedoras de la medicina natural, fueron acusadas de brujería y quemadas en la hoguera. Dicha acusación recayó sobre más de tres millones de personas. Pasaron siglos antes de que la Santa Inquisición abandonara sus lamentables actividades. Al menos en Europa, la Ilustración puso fin a esta atrocidad en el siglo XVIII, pero no en África y en otras partes del mundo. Ya en el siglo XX, solo en Tanzania más de diez mil chamanes habrían sido víctimas de los ataques de una masa enloquecida por el delirio religioso. En Java, los curanderos eran asesinados por civiles, mientras que en varios estados africanos se volvieron a emitir leyes más estrictas contra la «brujería». Tal vez esto fuera necesario para poner fin a las actividades supuestamente mágicas de algunos timadores descarados. Pero, muy a menudo, detrás de esto se esconden intereses políticos y otras motivaciones. En cualquier caso, el resultado fue que se perdió una gran cantidad de conocimientos médicos.

Pues, por extraño que pueda parecernos, los chamanes, hombres y mujeres, desarrollaron un poder sanador que aún hoy resulta asombroso, sirviéndose de su capacidad para identificarse con las posibles conexiones entre «el cielo y la tierra». Les seguí la pista en Hawái, México y Asia, donde conocí a personas que ejercen al mismo tiempo de curanderos, psiquiatras, filósofos, adivinos, poetas y pensadores. Interpretan los sueños, como lo hacía Sigmund Freud, el fundador del psicoanálisis; acompañan a las parturientas y a los moribundos, cuidan a los enfermos, ungen y entierran a los muertos. Curan con palabras y cantos, con danzas rituales y con imposición de manos. Conocen bien el efecto medicinal de ciertas plantas y minerales, así como las reglas de una dieta saludable o determinados ejercicios terapéuticos. Siguiendo el ejemplo de antiguas generaciones para tratar a sus pacientes, los chamanes de antaño anticiparon algunos de los hallazgos científicos de la genética moderna. Con su conjuro ritual de las «almas perdidas», lograban liberar a las personas de sus miedos, de «fantasmas y demonios», pues las sociedades primitivas creían estar en sus manos.

CURAR CON MÚSICA E IMPOSICIÓN DE MANOS Entre el chamanismo es común acompañar el tratamiento de enfermedades con música, por ejemplo, con el tambor lapón. Se cree que ciertas melodías y ritmos atraen a los espíritus curativos. Una de las prácticas mágicas es la imposición de manos, en la que a veces parece que el chamán penetre en el cuerpo del paciente para eliminar la enfermedad.

Teniendo en cuenta que lo aunaban todo, y que conectaban la medicina natural con la psicología, sin conocer aún el término, los chamanes se han mantenido al pie del cañón durante miles de años como curanderos de las enfermedades humanas: sanadores en el sentido estricto de la palabra.

Sin duda, hoy sus métodos han de resultarnos un tanto místicos. Y, por supuesto, sería una tontería querer aplicar sus métodos en el futuro. Si alguien defiende tal cosa —y en el mundo del esoterismo no faltarán charlatanes que quieran convencernos de ello—, por un lado, no será extraño que lo acusen de farsante. Por otro lado, no puede negarse que todavía existen personas con un inexplicable poder de curación. Lo he visto con mis propios ojos.

Poderes curativos inexplicables en Hawái

A principios de los años noventa, me invitaron a un congreso en Asia. El evento trataba de los avances técnicos en radiología, de las últimas novedades. Volé a Japón haciendo escala en San Francisco, pero me tomé un tiempo para visitar Hawái. Al fin lograría hacerme una idea propia de la cultura hawaiano-polinesia, de aquella isla paradisiaca tan mitificada. Lo que yo andaba buscando no eran tanto playas de ensueño y hoteles de lujo, que ofrecen espectáculos folclóricos a cada momento y cuyos huéspedes van acumulando collares de flores. Más bien, esperaba conocer a personas con una inmersión tan profunda en su cultura tradicional que no tuvieran la necesidad de comercializarla. El azar acudió en mi ayuda. Un extraño, al que debió de llamar la atención mi actitud rastreadora, me invitó a una celebración fuera de los circuitos turísticos.

Al principio todo era como en las fotos publicitarias de las agencias de viajes. También aquí me colgaron los famosos collares de flores del cuello, pero no de cualquier manera, sino con un gesto que parecía acogerme en la comunidad. Recuerdo muy bien el olor de las flores exóticas. Todo parecía bastante natural, no tenía la impresión de estar viendo bailar a algún «nativo» como espectador extranjero. Cuando me pidieron que me uniera al baile, lo hice con una facilidad inusual. Nada me parecía extraño, ni siquiera lo que ocurrió a continuación, cuando vi a un hombre sentado en una habitación inundada por la luz del sol que tenía la mirada fija al frente. Más tarde, entendí que en realidad no se trataba de una mirada, sino de un estado meditativo en el que estaba sumido. Poco a poco, fue advirtiendo mi presencia, hasta que, de repente, me tocó la mano con una actitud ya totalmente presente. No estoy seguro de si me palpó el pulso. De pronto me sentí muy relajado y tranquilo, colmado de una energía desconocida. Como no hablábamos el mismo idioma, no pude preguntarle qué estaba haciendo para infundirme aquel efecto que yo sentía. Sin embargo, estoy convencido de que lograba establecer —dicho de un modo técnico— una especie de sincronización emocional. Mi acompañante ya me lo había dicho: «Cuando conozcas a este hombre, te sentirás bien». Al principio no le había creído. Ahora sé que entre el cielo y la tierra hay mucho más de lo que nuestra perspectiva médica imagina. Y aunque eso no debería apartarme de la convicción de que todo ha de tener una explicación racional, lo cierto es que me enseñó una vez más a no negar lo inexplicable desde el principio. Además, la investigación médica ha descubierto recientemente las llamadas neuronas espejo, que permiten la transmisión de ciertos comportamientos de persona a persona. Por lo tanto, si actuamos de un modo consciente para encontrar la propia inspiración y la calma, esto puede tener efectos calmantes y relajantes también en los demás.

En definitiva, debemos reconocer que el chamanismo es —con garantía científica— también una forma especial de *Ars medicinae*, es decir, un arte curativa que enseña cómo se pueden evitar, curar o aliviar las enfermedades. Sus conocimientos y el dominio de sus métodos se transmiten de generación en generación, de maestro a alumno. Apenas se pone nada por escrito y rara vez se expresa con palabras, porque su mayor parte no ha podido ni puede definirse, lo cual ayuda en los casos particulares. Quizá lo que cura es una palabra, un mantra o un estado de trance, una música, un baile, un masaje, un amuleto, una planta... ¿Quién sabe? Al fin y al cabo, ¿qué más da, siempre y cuando sirva de ayuda a la gente? Si logra curar, hay que darle la razón. Los chamanes atribuyen sus poderes a su confianza en la naturaleza. En Hawái, justamente, tenían su poderosa riqueza siempre a la vista, algo de lo que pude tomar conciencia cuando sobrevolé sus volcanes siempre borboteantes. Se me ha quedado grabada la imagen de la roca encendida en el cráter de un volcán. Me sobrevino la sensación de ser una parte esencial pero minúscula del devenir y el desaparecer, nacer del fuego y convertirse en cenizas y seguir existiendo en otro estado, o «renacer» como parte de otro ser vivo. Esta sensación me hizo sentir feliz y agradecido al mismo tiempo.

Al curandero que conocí en Hawái de manera tan inesperada, le estoy aún agradecido por haberme abierto los ojos a la simplicidad que tanto nos cuesta entender en el ajetreo del mundo moderno: curar sin medicamentos o ejercer una influencia en el cuerpo solo con el poder del silencio y la intuición. Obviamente, esto no es la panacea ni una solución ideal. Una pierna rota o una afección hepática no se curarán por mucho silencio que haya. En caso de un ataque cardíaco o un derrame cerebral, por supuesto, es necesaria una atención médica más rápida. Pero ¿no se podrían prevenir estas dolencias, caso por caso, si adoptáramos la serenidad proverbial de los hawaianos, su «mentalidad *aloha*»? No, esto no es ninguna trivialidad, al contrario. *Aloha* no es simplemente la expresión lingüística de una gran alegría de vivir. Sino que, además, denota una determinada actitud. *Alo* simboliza el momento de la inhalación, y *Ha*, de la exhalación. Si conectamos el ritmo de la respiración a la pronunciación de ambas sílabas, ello provoca automáticamente un estado de relajación y una paz interior, ya sea en el trabajo, dando un paseo, practicando deporte o en cualquier otro lugar.

¡Déjalo ir y vive!

Descubrí que esta forma de relajación emocional a través de técnicas de respiración conscientes e inconscientes también se usa para tocar y cantar música, para la medicina hawaiana, para los masajes y los tratamientos psicoterapéuticos especiales, como el llamado *Ho'oponopono*, una forma hawaiana de resolución de conflictos. En el *Ho'oponopono*, una reunión ceremonial de familias u otras comunidades, los miembros hablan de los problemas interpersonales para tratar de resolverlos. Se pide perdón a través del reconocimiento de la culpa y el arrepentimiento. De esta manera, tratan de liberarse de sus cargas mentales. Concluyen la ceremonia con una actitud despreocupada, compartiendo comida y música. Aprenden a llenarse de valor hablando y perdonando, despejando la mente y abriéndose a uno mismo y a los demás. Sentir lo más íntimo y quizá también lo que mantiene unido al mundo. Así es como interpreto el significado de esta ceremonia.

¿No es impresionante? A pesar de que uno sea escéptico y, probablemente, existan numerosos casos de recaída. Pero como principio me parece ejemplar, sobre todo si tenemos en cuenta que cada vez hay más inseguridad y estrés negativo, así como un exceso de brutalidad en todo el mundo. ¿Acaso no sería el *Ho'oponopono* un método de favorecer la paz, también en terreno político?

En los conflictos sociales, interpersonales o interculturales ¡las pastillas o las plantas medicinales no ayudan! Ni siquiera la fruta de noni, una planta que la medicina polinesia utiliza desde hace dos mil años contra el envejecimiento prematuro y la aparición de arrugas, así como contra los estados de depresivos y el dolor de estómago.

Otra planta medicinal que conocí fue el jengibre amargo *(zingiber zerumbet).* esta planta enriquece el fértil paisaje montañoso de hawái con su aroma embriagador y su belleza, y se emplea tradicionalmente como antimicrobiano y antiinflamatorio en afecciones del tracto digestivo. Por lo visto funciona también para combatir los virus de Epstein-Barr causantes de la mononucleosis infecciosa y otras afecciones del sistema linfático. Los peluqueros conocen la planta por sus propiedades hidratantes. Del nogal de la India se extrae el aceite de la nuez de la India o *kukui*, con el que me untaron de la cabeza a los pies para un masaje lomi-lomi. Siempre lo recuerdo cuando pienso en los días que pasé en hawái.

EL MASAJE LOMI-LOMI   Esta es la forma tradicional de masaje hawaiano, que hoy se ofrece principalmente como un tratamiento de bienestar *(wellness)*, pero cuya función original no es solo la relajación, sino también una depuración física, mental y emocional. Similar a la medicina tradicional china, la filosofía chamánica hawaiana parte de la base de que los bloqueos pueden impedir el flujo de energía en el cuerpo y causar enfermedades o tensión. Un masaje extenso (suele durar dos horas) con la ayuda de abundante aceite libera estos bloqueos y restaura la armonía del cuerpo, la mente y el espíritu.

Observación y empirismo en lugar de radiografías y análisis

En lo que respecta a la percepción consciente de las funciones vitales naturales, los antiguos pueblos primitivos todavía (o una vez más) nos llevan ventaja. Sus curanderos, al no disponer todavía del conocimiento anatómico actual, debían basarse en su capacidad de observación y confiar en el conocimiento recopilado empíricamente. Solo podían averiguar qué aquejaba a sus pacientes a partir de sus condiciones de vida, tanto las físicas como las místicas, ocultas tras los acontecimientos mundanos. Para ellos, ambas guardaban una relación causal. No existía enfermedad alguna que los curanderos no atribuyeran a esta concatenación fatal de la gran totalidad. Es posible que esto condujera a innumerables diagnósticos erróneos, pero también ayudó a que los seres humanos hallaran explicación a su destino en lugar de caer en la desesperación sin un atisbo de certeza. Los curanderos, y en menor número las curanderas, no solo se encargaban de curar enfermedades y heridas. Además, tenían el deber de prestar apoyo espiritual. Eran asimismo líderes espirituales que mediaban entre el más allá y la realidad terrenal. «Hablaban» con los dioses, «pacificaban a los espíritus», estaban «en contacto con las almas de los muertos» y les pedían ayuda. En esencia, esto era así tanto para los aborígenes australianos como para los bosquimanos africanos o para los indios de las llanuras americanas. Todos ellos creían que el alma era inmortal.

Los nativos de América del Norte también entendían al ser humano como un ser armoniosamente integrado en la naturaleza, conectado causalmente con plantas y animales, así como con los cuerpos celestes. Los indios consideraban las enfermedades como un síntoma de que la persona sufría un desequilibrio con su entorno, ya fuera en lo social, lo natural o lo divino. A pesar de la distancia física, este modo de entender el mundo los acercaba a los mayas, que también creían que la vida humana estaba determinada por la interacción del cuerpo, la naturaleza y el entorno social, animados por una energía que consideraban divina. Si algo fallaba en esta interacción armónica, aparecían enfermedades que debían ser expulsadas tanto físicamente, con remedios herbales y masajes, como espiritualmente, con ceremonias rituales. Los curanderos eran a la vez médicos y sacerdotes, pues se llevaban a las almas en viajes de ensueño para que regresaran al cuerpo.

El hecho de que las cosas no fueran distintas para los antiguos griegos solo demuestra que la historia de la humanidad, a pesar de los diferentes orígenes y colores de piel, fue similar en todas partes, por lo que no hay razón para creer que una esté por encima de la otra. También los apaches en el oeste americano creían que sus enfermedades se debían ni más ni menos que a una maldición de los dioses, por no tratar con el debido respeto los fetiches o amuletos santos, que ponían en manos de los curanderos. Liberaban el miedo de los guerreros con la danza. Si regresaban heridos, los curaban con hierbas. Los rituales mágicos les devolvían la valentía; en el trance olvidaban su dolor.

RITUALES　Los rituales mágicos como método de sanación apuntan a un contexto trascendente de cómo se entendía la enfermedad. Para curar, es necesaria una influencia favorable de los dioses, que se debe invocar mediante actos ritualizados. Presentes sobre todo en la medicina de los pueblos primitivos, los rituales son también frecuentes en el mundo occidental como medida de apoyo a los tratamientos médicos, al igual que la oración y las peregrinaciones, pero en cambio son ajenos a la perspectiva científica de la medicina.

¿Realmente podemos seguir pensando que todo esto es una doctrina falsa de los «pueblos primitivos», como hemos hecho durante tanto tiempo? ¿No caemos en la insolencia al creer que este tipo de tratamientos espirituales no valen para nada? ¿Es acaso primitivo que los aborígenes honren a su tierra como a un ente sagrado? Se trata de un «regalo» que sus ancestros les concedieron en el «Tiempo del Sueño» —así llaman al origen de su existencia— y gracias a ella pueden recargar energía «eternamente», sobre todo estando en la naturaleza. Soñar los antiguos «senderos del sueño», sintiendo cómo surge toda la existencia, así es más o menos como llaman a este tipo de atención y meditación de movimiento, como una vez me explicó un descendiente de los aborígenes en Australia.

La medicina académica ya se ha puesto en evidencia en varias ocasiones al mostrar su arrogancia frente aquello que no conoce; un ejemplo reciente fue cuando, en un principio, juzgó el psicoanálisis como un embuste. Según cuentan mis pacientes, algunos colegas, especialistas altamente cualificados, siguen mostrando esos aires de superioridad respecto a psicólogos y psiquiatras, a pesar de que a día de hoy ello resulta bastante ridículo, pues tal actitud puede dar pie a diagnósticos erróneos. En consecuencia, los síntomas se tratan con medicamentos, en el peor de los casos con intervenciones quirúrgicas, aunque se deban únicamente a una disposición mental.

En cuanto el prejuicio se sobrepone a la razón, el médico ofrece menos de lo que se espera de él, a veces menos aún de lo que podían ofrecer los curanderos de antaño. En cualquier caso, los curanderos de los indios americanos eran totalmente conscientes del efecto sanador de la mente. Lo que les faltaba de conocimiento médico lo compensaban, al menos en parte, con la empatía. Al hacerlo, ofrecían a sus «hermanos tribales» una fuerza mental que les ayudaba a soportar grandes sufrimientos sin quejarse.

Por mi propia investigación, hoy sé que las ceremonias de curación fueron un ingrediente importante, si no el más importante, de la medicina de los nativos americanos. Los rituales, que reunían a familias, amigos y a toda la tribu, otorgaban identidad. Creaban cohesión social a través de la experiencia compartida, algo que apenas podemos imaginar frente al creciente aislamiento que vivimos. Sin embargo, nunca existió la medicina india americana como tal. Los indios americanos eran y son tan diferentes como los europeos o los africanos. Con todo y con eso, pueden identificarse ciertos conceptos básicos y conductas sobre los que todos ellos construyeron sus tratamientos. En primer lugar, había un tipo de terapia del alma, lo que hoy llamaríamos un enfoque psicoterapéutico. Además, intervenía un estado de trance y éxtasis, algo también comparable con los métodos al uso en Hawái. Con la esperanza de llegar al fondo de la causa de una enfermedad como castigo divino, los curanderos se sumían asimismo en un embeleso. Pero era igualmente importante que el enfermo se dejase «hechizar». Dicho de manera objetiva, se trataba de lanzar un hechizo sobre él que le hiciera olvidar la enfermedad. Para usar la jerga actual, debía borrarse su disco duro de manera que en el futuro pudiera cambiar su conducta, quizá causante de la enfermedad.

Esto quizá no respondía a un plan táctico como los que trazamos hoy en día, sino más bien intuitivo, pero ello no significa que no se tratara de una terapia basada en un cúmulo de experiencias. Descubrieron que liberar al paciente de una fijación mental en sus dolencias podía resultar sanador. No fue muy distinto el camino que tomaron los psicólogos de finales del siglo xix en Viena, Leipzig y Berlín. De todas maneras, los curanderos indios americanos y los chamanes no eran tan ingenuos para pensar que el mero tratamiento psicológico podía curar todas las heridas. Hasta donde llega la investigación histórica, siempre se ha tratado por dos vías, de manera integral, como ya he explicado con los distintos ejemplos de otras manifestaciones histórico-culturales de la medicina mundial. La terapia psíquica era inseparable de la medicinal. Esta consistía en lo que ofrecía la naturaleza, plantas que debían ingerirse, aplicarse en la piel o a veces prepararse en tinturas; también se usaban con fines terapéuticos la miel, huesos de animales triturados, cristales, tierra y barro.

Cada persona
es un mundo

Nos ha costado llegar a donde estamos. Y es que sentirse enfermo sin padecer ninguna enfermedad física, estar saturado sin que otros lo noten, deprimirse sin motivo aparente o padecer dolores o miedos se han convertido en motivos de tratamiento cada vez más comunes en las disciplinas psicológicas, aún en fase de desarrollo. Los psiquiatras, inicialmente difamados, recibieron el aplauso de cada vez más pacientes, pero no de los médicos científicos. Algo realmente vergonzoso para la profesión médica, pues el tratamiento de las enfermedades mentales ya se inició con la medicina hipocrática, que atribuía las enfermedades mentales también a causas naturales. En nuestra tradición, la psicología está estrechamente vinculada a la filosofía. Platón y Aristóteles conjeturaron ya en la Antigüedad acerca de la compleja doctrina del alma humana, un alma individual como fuerza de vitalidad que habita en el organismo.

Dos de las figuras esenciales para la psicología clínica en el diagnóstico y la terapia fueron Sigmund Freud (1856-1939), con su psicoanálisis, y su alumno C. G. Jung (1875-1961), con su psicología analítica. El ya mencionado Georg Groddeck, quien adoptó una posición radical en el desarrollo de la enfermedad al concebir las enfermedades orgánicas como expresión de conflictos mentales, fue el primer médico que introdujo los impulsos psicosomáticos en el debate científico. El paciente no solo sufre una enfermedad, sino que es justamente él quien la provoca: esa fue también la opinión de Viktor von Weizsäcker (1886-1957), uno de los fundadores de la medicina psicosomática. Después de que médicos y científicos hubieran criticado duramente la medicina psicosomática por no aportar pruebas suficientes de las causas psicológicas de las enfermedades, Alexander Mitscherlich (1908-1982) exigió que las personas fueran entendidas como sujetos también desde una perspectiva «científica».

Qué oportuno. La medicina psicosomática no se introdujo en Alemania como disciplina médica hasta 1992, como medicina psicoterapéutica, y en 2003 como medicina psicosomática.

Me preocupa que, aún hoy, los médicos de orientación somática cierren los ojos a los componentes psicológicos de una enfermedad y, a la inversa, cuando los terapeutas de orientación psicológica sobrevaloran los síntomas psicológicos. Ni siquiera los curanderos indios americanos o los chamanes eran tan ingenuos para pensar que el mero tratamiento psicológico podía curar todas las enfermedades. Como hemos visto en repetidas ocasiones, los antiguos curanderos de las civilizaciones antiguas no se limitaban a tratar uno u otro aspecto para sanar a los enfermos, sino que echaban mano de todos sus recursos.

Curar con calor
y antibióticos naturales

También se realizaban distintos rituales que tenían una influencia física directa. El más común entre los indios de América del Norte era el ritual de las «cabañas de sudar». Vinculado a la invocación de Manitu, la fuerza que impera en todas las cosas, este ritual limpiaba al ser humano por fuera y por dentro, uniéndolo nuevamente con el espíritu del mundo. Los indios americanos de las llanuras, que eran nómadas, llevaban siempre consigo la cabaña de sudar en la que tenía lugar el ritual. Como una sagrada representación del cosmos en miniatura, simbolizaba el cielo y la tierra, donde la tierra era la madre y el cielo, el padre. El vapor ascendente de las piedras al rojo vivo —el fuego primigenio aún vivo—, se percibía como el aliento de los antepasados y la prehistoria. La sudoración constituía un ritual meditativo centrado en el «volverse uno» con todo y con todos, que resultaba sanador para el alma y para el cuerpo al mismo tiempo.

Esto me lo explicó un indio americano a quien conocí durante mis estudios científicos en la Universidad de San Francisco. La cabaña de sudar era una instalación absolutamente provisional. Estaba compuesta por una estructura de madera cubierta con telas y lonas, de modo que en su interior reinaba una oscuridad total. En el centro de la habitación se disponía un hoyo con piedras calientes que previamente se habían calentado en el fuego. De vez en cuando, se rociaban con agua y esencias de hierbas. Esto fortalecía las defensas del cuerpo. Lo preparaba para soportar mejor el frío y otras inclemencias del tiempo. Asimismo, se estimulaba la circulación. Los vasos sanguíneos se ensanchaban para contraerse nuevamente por la posterior exposición al frío. Un ejercicio de circulación que hacía que el cuerpo se ajustara con mayor facilidad a las condiciones medioambientales cambiantes de la vida en la naturaleza, lo que a su vez fortalecía la psique. Por supuesto, conocemos todo esto por nuestra propia experiencia en la sauna. Pero ¿somos tan conscientes de la conexión entre la fuerza mental y la fuerza física como lo fueron los indios americanos?

Hay muchas cosas de su medicina que hemos incorporado y usamos sin ser demasiado conscientes de quién descubrió los efectos beneficiosos de los medicamentos y si existen estudios científicos que demuestren finalmente los efectos que ya han probado sus beneficios en la práctica. Piénsese, por ejemplo, en la acción antibacteriana y fungicida del aceite del árbol del té, así como en la miel o el jengibre amargo para el cólico intestinal, o la menta para mejorar la digestión por vía interna y contra la picazón o el dolor de cabeza por vía externa. Esta última fue utilizada durante miles de años por los indios cherokee, al igual que la zarzamora silvestre, cuyas hojas se usaban para combatir las encías sangrantes y las infecciones, por su alto contenido en vitamina C y magnesio, así como el zinc o el ácido fólico. O la equinácea, que nos llegó desde el Nuevo Mundo. Los indios americanos usaban sus raíces y hojas para curar heridas. Un modelo que todavía seguimos, si bien ya no usamos las plantas directamente, sino que nos beneficiamos de los preparados farmacéuticos a partir de sus principios activos, sobre todo para fortalecer el sistema inmunológico, para prevenir resfriados y gripes, así como para las infecciones de las vías urinarias y para la tos. El extracto de esta planta constituye la sustancia básica de muchos remedios para fortalecer las defensas, que desde hace tiempo forman parte de la oferta habitual de farmacias y droguerías. ¿Quién se iba a acordar de que con ello nos remontamos a los remedios de los indios americanos, tan a menudo tildados con escepticismo de «curanderos milagrosos»?

EQUINÁCEA   Los extractos de las plantas de equinácea tienen un efecto favorable en el sistema inmunológico y mucha gente los toma para aliviar los síntomas del resfriado. Sin embargo, todavía no disponemos de estudios con resultados significativos que hayan demostrado su influencia en infecciones gripales. El extracto de equinácea se usa también en homeopatía.

Lo mismo sucede con el uso médico del «avellano de bruja», que florece en muchos jardines. También conocido por su nombre botánico, *Hamamelis virginiana*, se usa para el cuidado de las heridas en caso de lesiones cutáneas.

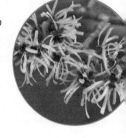

HAMAMELIS   Actualmente, el llamado «avellano de bruja» se usa como remedio herbal también en Europa. Se utiliza principalmente para las inflamaciones y para lesiones menores de la piel, o para el tratamiento sintomático de las hemorroides.

Hoy en día, los ingredientes de estas plantas medicinales que empleaban los indios americanos se han extendido por todo el mundo. Se incluyen en infinidad de productos cosméticos para el cuidado de la piel, así como en tinturas y extractos para combatir las inflamaciones de la boca y la garganta, así como en preparados para aliviar la irritación de la mucosa del ano causada, por ejemplo, por hemorroides.

Podemos afirmar, sin miedo a exagerar, que los indios americanos se ponían al mismo nivel del estado actual de la investigación al aprovechar los poderes curativos de la naturaleza, por ejemplo, utilizando el zumo del higo chumbo o del fruto del sorbo silvestre, ricos en vitamina C, para tratar el escorbuto. Conocían incluso las propiedades antibióticas de ciertos hongos que encontraron en la corteza de roble podrida. Obtuvieron todos estos hallazgos a partir de la observación atenta de la naturaleza, mucho antes de que se tomara en consideración su exploración científica.

Al igual que sucede en la medicina moderna, también existía una clase de especialización en medicina de los indios americanos, o más bien una división del trabajo. Por un lado, estaban los diagnosticadores, los que comprendían el mundo y las personas, los «psicólogos», chamanes o curanderos, como quieran llamarse. Y por otro, los *mashki-kike-winini*, los especialistas en plantas, en su mayoría mujeres. Curaban con hojas, bayas y raíces, siempre bajo el principio de tratar con lo mismo, un concepto que encontramos tanto en Hipócrates y en Galeno como en la teoría mucho más tardía de la homeopatía de Samuel Hahnemann o las enseñanzas médicas de Rudolf Steiner (1861-1925), el fundador de la antroposofía. Para tratar molestias «amargas» como el ardor, por ejemplo, se usaban brebajes amargos, hoy considerados digestivos. Se suponía que estos debían expulsar a los «demonios» que incordiaban a las personas con gases y presión abdominal. En esta misma línea, las plantas de flores amarillas servían para ahuyentar los fantasmas de la ictericia; las rojas, para las enfermedades de la sangre (hoy se conoce el contenido de hierro de las frutas rojas o la remolacha). Los tratamientos de chile o pimienta, que inducen calor, se usaban como ungüentos o tinturas, para combatir los dolores musculares, nerviosos o de espalda. Se creía que los musgos húmedos expulsaban las fuerzas que supuestamente originaban las enfermedades pulmonares, la tos y el asma. Y a propósito de esto, se encuentran ideas similares en la Europa medieval tardía.

TEORÍA DE LAS SIGNATURAS   En la Europa medieval tardía, también era habitual el planteamiento de curar con lo mismo. En la «teoría de las signaturas» surgida en aquellos tiempos, los médicos también asumían que la lengua de signos de la naturaleza estaba reflejada en el cuerpo humano. Así pues, se pensaba que la textura del musgo se asemejaba a las ramificaciones de los pulmones. Se deducía el efecto curativo de esta u otras plantas a partir de una similitud evidente con las diferentes partes del cuerpo. Se dice que Paracelso (1493 o 1494-1541) fue uno de los últimos defensores de este punto de vista, algo que puede resultar sorprendente si tenemos en cuenta que casi al mismo tiempo —a raíz del florecimiento científico durante el Renacimiento— prevaleció la idea de que el efecto medicinal de las plantas ha de atribuirse únicamente a sus ingredientes, y no a su similitud externa con las partes del cuerpo. Así pues, la ciencia negó por completo la teoría de las signaturas. Esta cayó en el olvido, razón por la cual los descubridores europeos de América ni siquiera pudieran imaginar que sus antepasados habían abrigado nociones similares a las de los indios americanos, a quienes despreciaban por supersticiosos.

El poder
de la sugestión

La arrogancia cultural de los occidentales les nubló la vista para reconocer que los métodos tradicionales de la medicina de los indios americanos resultaban efectivos. En lugar de prestarle atención, los colonos la rechazaron de plano, algo de lo que parecían enorgullecerse. Su voluntad de imponer una única creencia religiosa desencadenó un conflicto cultural que, entre otras cosas, significó el sacrificio de una gran cantidad de conocimiento médico. Especialmente en el siglo XIX, se perseguía a todo aquel que aún estuviera en posesión de este tipo de conocimientos. Los chamanes a menudo temían por sus vidas. En algunos estados de Estados Unidos, la práctica de los rituales quedaba expresamente prohibida por la ley. Asimismo se usaban las drogas psicodélicas con fines estimulantes, entre ellas los hongos y los cactus, sobre todo los del tipo peyote. Se cortaban las puntas en rodajas y se masticaban. Esto producía alucinaciones que a su vez originaban experiencias místicas. El equipo básico de todos los curanderos incluía tambores, matracas, cuencos y morteros, pequeñas estatuillas de madera, plumas de águila, cristales de montaña, puntas de flecha y hachas de piedra. A ello se le añadía la «bolsa de medicamentos». Elaborado con la piel de un animal sagrado —los indios veneraban a los animales que cazaban—, el saco de cuero contenía colas de ciervo, dedos secos, el gastrolito de un bisonte, entre otras cosas. Se creía que las plantas que ingerían o se aplicaban a la piel solo desplegarían su poder curativo con la magia de estas estatuillas y el acompañamiento de los tambores y las matracas.

VIAJES DE ENSUEÑO   En los años setenta y ochenta del siglo pasado, los libros del etnólogo estadounidense Carlos Castaneda ganaron gran popularidad. En ellos contaba cómo un indio yaqui llamado «Don Juan» lo había introducido en el «sendero del conocimiento» con el uso de plantas medicinales y «cactus sagrados» (peyote). Aquello que presentaba como un informe científico de campo sobre su uso experimental de drogas psicodélicas naturales tenía más de literatura que de etnografía. Sin embargo, el interés que el libro suscitó por las experiencias espirituales no occidentales fructificó en las ciencias sociales, ya que llevó la atención sobre una realidad psicológica y espiritual que interviene en las acciones y los sentimientos humanos del mismo modo que todas las experiencias verificables «objetivamente».

¿Son todo patrañas esotéricas? Desde el punto de vista actual podríamos decir que sí, pero debe tenerse en cuenta que a los que vienen después siempre les resulta más fácil ser más listos. Pero si, por el contrario, tratamos de entenderlo desde un punto de vista hermenéutico, es decir, ubicándonos en el mundo imaginario de aquellos que creen en lo increíble, la magia de los chamanes resulta ser simplemente la música de fondo de su terapia natural, que actúa como sugestión para aumentar el poder de autocuración. También nosotros sabemos cuánto puede potenciar el efecto de un medicamento la fe que pongamos en él, mientras que si dudamos de su efectividad, o creemos que las pastillas solo sirven para aumentar las ventas de la industria farmacéutica, a menudo tienen el efecto contrario. Entonces, la medicina «amarga» resulta ineficaz (quizá porque no tomaremos la cantidad suficiente), cosa que confirmará nuestras sospechas. Y viceversa, un placebo —esto es, un medicamento sin principio activo— puede resultar efectivo por el simple hecho de que nos lo haya prescrito una persona de confianza, como un médico o una madre. La autoridad de los médicos y curanderos puede convertir una nada química en un proceso bioquímico.

El poder
de la naturaleza

La predisposición psicológica de las reacciones orgánicas está fuera de discusión, hoy en día está demostrada científicamente y los pueblos primitivos la daban por supuesta. Su comprensión espiritual del mundo vegetal y animal presuponía en ellos algún tipo de espíritu, y de este modo lograron tratamientos efectivos que todavía hoy nos resultan sorprendentes, ya que lo sometemos todo al análisis de la sustancia. En cualquier caso, los curanderos de los indios americanos conseguían curar la inflamación del tracto urinario con tan solo una infusión de las hojas de gayuba. El aceite que obtenían de las semillas de la onagra ayudaba a tratar la neurodermatitis, la diabetes, el asma y la artritis, así como los dolores menstruales. Los flavonoides y los taninos del espino blanco aliviaban las molestias en el pecho al mejorar el flujo de sangre a las arterias coronarias. Y así sucesivamente.

Sin embargo, estaríamos equivocados al deducir de todo esto que solo debemos utilizar aquello que crece en el bosque y en los prados. En primer lugar, porque ya no hay una variedad de plantas tan amplia como solía haber, debido al cultivo intensivo. En segundo lugar, la composición sustancial de las plantas ha cambiado como resultado de las influencias ambientales provocadas por la civilización. Hasta los suelos de las selvas más profundas contienen productos químicos y pesticidas, y con frecuencia están contaminados con radiactividad.

PESTICIDAS   Desde la década de 1950, los pesticidas se han utilizado en la agricultura de todo el mundo. Debido a su uso habitual y extendido, hoy en día los pesticidas se pueden detectar en suelos, plantas y productos animales. Se han incorporado a la cadena alimentaria y causan, según estudios científicos realizados en niños, trastornos del desarrollo cognitivo y cambios de comportamiento, entre otras cosas. El aumento de la leucemia infantil también se asocia con los pesticidas. En los adultos, los pesticidas parecen provocar un aumento del cáncer de próstata y pulmón, así como de las enfermedades neurodegenerativas.

Por ejemplo, muchas setas que hace años podíamos comer sin vacilar, ahora se cuentan entre los productos naturales de leve a intensamente contaminados. En tercer lugar, los suelos en los que crecen las plantas están cada vez más empobrecidos y, por lo tanto, proporcionan cada vez menos efecto curativo. Y por último —aquí vuelve a aparecer la psique— nuestra relación con la naturaleza ha cambiado mucho. Ya no estamos a su merced como nuestros antepasados, sin importar en qué continente se hallaran; o al menos, creemos que no lo estamos. Solo unos pocos desastres naturales aislados, bastante frecuentes en los últimos tiempos, nos hacen dudar ocasionalmente del dominio humano de la naturaleza. Pero en lo esencial vivimos convencidos de que tenemos el control del asunto y que, de alguna manera, podemos regular todo lo que concierne a la flora y la fauna.

Con todo y con eso, todavía necesitamos los recursos naturales como proveedores de materia prima. Por ejemplo, necesitamos las «tierras raras» para la fabricación de teléfonos inteligentes, que se han vuelto imprescindibles para nosotros. Por lo demás, desde hace mucho tiempo vivimos —seamos sinceros— con la ilusión de que nos hemos emancipado de la naturaleza. Incluso los médicos, que no debemos ocuparnos de nada más que de la naturaleza humana, nos hemos transformado en fieles devotos de la tecnología, al igual que nuestros pacientes. Así, por desgracia, se pierde la confianza en la naturaleza como una farmacia con existencias casi inagotables. Hoy preferimos tomar medicamentos producidos sintéticamente, que prometen una curación más rápida que las plantas con las que debían tratar los chamanes y curanderos.

No cabe duda de que este es un progreso valiosísimo. Nos ha permitido vencer epidemias, curar enfermedades que antaño provocaban una auténtica agonía, si no la muerte. Pero al mismo tiempo, este progreso nos ha acostumbrado a echar mano de la artillería pesada enseguida e hincharnos a antibióticos, cuando bastaría un tratamiento más ligero, con remedios herbales tradicionales; por ejemplo, para una infección del tracto urinario, serviría el extracto de mostaza o una infusión de hojas de mora, y muchos litros de líquido. O bien los más diversos métodos de terapias manuales, como masajes, aplicación de compresas o baños de manzanilla, tratamientos todos ellos que pueden resultar igual de efectivos y, sobre todo, son mucho menos agresivos. Pero el reloj de la historia médica, como el de la historia en general, no puede retroceder. Ningún naturópata, por muy cualificado que esté, puede cambiar este hecho. Por el contrario, si se toma su trabajo en serio, derivará a un médico convencional, en la especialidad que corresponda, los casos más graves, como los de pacientes con cáncer o con afecciones cardíacas que corran peligro.

MOSTAZA   El extracto de mostaza se aplica en compresas, por ejemplo, para tratar una bronquitis severa, o en cataplasmas como remedio casero para aliviar los síntomas de las afecciones reumáticas o la ciática. Los principios activos de la mostaza también se incluyen en algunos preparados para la inflamación del tracto urinario.

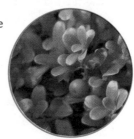

HOJAS DE GAYUBA   Las preparaciones de hojas de gayuba tienen propiedades antisépticas y sus principios activos se expulsan por la vejiga. Su efecto está garantizado. Su uso no es apto para niños y mujeres embarazadas, y tampoco debe usarse por un periodo prolongado.

Hoy en día, la medicina natural es una alternativa, en el mejor de los casos, un complemento, mientras que los pueblos primitivos no tenían más opción que usar estos medios. En Hawái, en África, en la Australia aborigen, en el Antiguo Egipto, entre los mayas y los indios del norte y sur de América, así como entre los antiguos germanos, los chamanes y los curanderos tenían que buscar en la naturaleza los medios para ayudar a quienes lo necesitaban. Para tratar huesos rotos, hemorragias abundantes e inflamaciones, a menudo seguían el ejemplo de los animales cuando se lamen las heridas. No en vano esta práctica se ha vuelto proverbial.

Bailar como terapia

Siempre que me he encontrado con curanderos, ya sea en crónicas históricas o durante mis viajes por todo el mundo, me han parecido atentos observadores, hombres y mujeres en extremo sensibles, dotados de la capacidad de captar cosas a las que uno no suele dar importancia. Fueron elaborando su colección de plantas medicinales poco a poco, a base de observar cómo reaccionaba cada persona a determinados productos que ingería, cuándo preferían una u otra fruta, cómo se frotaban con ciertas plantas cuando sufrían dolores. Pues sabían que las personas necesitamos una orientación, deseamos algo más que estar meramente «arrojados» a la existencia, como lo describía Jean-Paul Sartre en su filosofía existencialista. Y consideraban que los humanos estaban subordinados a los dioses porque eran lo bastante sensibles para percibir este desamparo espiritual del individuo; esta subordinación no suponía un castigo, sino que daba significado a sus vidas.

Nada de lo que practicaban los curanderos y curanderas estaba fuera de la esencia del ser humano. Toda la magia del chamanismo se basa en esta percepción intuitiva, aunque parezca milagrosa en el momento de su desarrollo. Los rituales de baile surgieron por el conocimiento de que el movimiento rítmico produce alegría, y en su práctica se iba ascendiendo hasta el éxtasis. Los chamanes se vestían a menudo con pellejos o se colocaban máscaras de animales o demonios. Cuando los que bailaban volvían en sí, se sentían especialmente aliviados. Es conocido el baile de los derviches, del área turco-árabe.

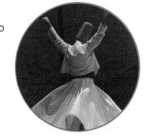

DERVICHE El derviche es un miembro practicante de la vertiente sufí del islam, caracterizada por una comprensión mística y ascética del mundo. El baile de los derviches es una técnica para alcanzar el éxtasis religioso.

La danza como sincronización propia, como armonía personal con las vibraciones y el ritmo del universo. La danza para lograr la curación, la danza como ritual funerario para acompañar a las almas de los difuntos al más allá, la danza ritual para expresar la alegría y fortalecer el alma en un nacimiento. En el sur de África, presencié lo hipnótico y sanador que puede ser el baile en grupo, acompañado de una música rítmica y repetitiva. El chamán, con pinturas y ropajes fantásticos, daba las pautas. No sé hasta qué punto me habría resultado absurdo si hubiera presenciado aquel zapateo y balanceo desde fuera. Pero los africanos no me dejaron tiempo para ello. Antes de que pudiera pensarlo —si debería o no participar—, ya me habían metido en su círculo. Era como si los brazos y las piernas se me movieran solos, y también la cabeza, al compás con el resto del grupo. ¿Desde cuándo era yo tan ágil? ¿Acaso estábamos todos juntos en un meta-nivel por encima del aquí y el ahora? Aunque a veces me avergüenzo un poco al recordarlo, debo admitir que fue una experiencia tremendamente liberadora. Siempre me ha gustado bailar y cantar, pero no fue hasta aquel momento, lejos de mi entorno habitual, con aquel baile en Sudáfrica, que entendí la importancia terapéutica del baile. No siempre me resulta fácil recomendarles esto a mis pacientes en Bochum, Alemania, por ejemplo para tratar un dolor de espalda. Pero yo tampoco soy un chamán, ni siquiera un curandero, solo un médico convencional.

La sabiduría perdida de los aztecas, los incas y los mayas

Como médico, a veces desearía poder viajar en el tiempo para ver cómo los incas realizaban aberturas de cráneos, con el objetivo de que el alma herida pudiera abandonar el cuerpo por su punto más alto. Aunque, la mayoría de las veces, había razones de mayor peso para efectuar esta operación tan arriesgada. Como los incas peleaban con armas romas, eran más frecuentes las magulladuras que los cortes. Los guerreros sufrían a menudo traumatismos craneales. Cuando la sangre se atascaba bajo el cráneo, las vidas de los heridos corrían peligro. Para evitarlo, se retiraban los huesos del cráneo que ejercían la presión. Se abría el cráneo para liberar la congestión de sangre. Todo esto se llevaba a cabo sin los instrumentos quirúrgicos de que hoy disponemos, con la sola ayuda del *tumi*, un cuchillo ritual ancho. ¿Cómo era posible? ¿Cómo lograban los médicos de entonces calmar el dolor los pacientes? ¿Usaban tan solo el poder de la sugestión mental, con la magia chamánica?

TREPANACIÓN   Los arqueólogos han documentado la práctica de la abertura craneal quirúrgica (trepanación), es decir, la extracción de un trozo de hueso de la tapa craneal durante el periodo neolítico en Europa. Otros lugares donde se han dado hallazgos arqueológicos son el Perú y Bolivia. Los antiguos cirujanos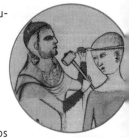

trataban con este método lesiones, hemorragias, inflamaciones óseas, hidrocefalia y tumores. El número de trepanaciones curadas es sorprendentemente alto. También en el Egipto de los faraones dominaban la técnica de la trepanación con instrumentos de cobre elaborados especialmente para este fin y cuchillos de pedernal.

La información que nos ha llegado de esto es muy escasa y es probable que nunca logremos ampliarla, pues se ha perdido todo cuanto podría habernos proporcionado más datos al respecto. Los conquistadores españoles se lucieron al tiranizar la cultura y las poblaciones aztecas e incas, y al destruir sus imperios. No debía quedar nada del conocimiento que poseían los «impíos». En 1556, Diego de Landa, el obispo católico enviado a Yucatán, incendió el monasterio maya «Mani». Un acto de barbarie cultural que obligó a los nativos a abandonar los rituales antiguos y entregarse al cristianismo. Se destruyeron casi todos los manuscritos redactados en la escritura maya. Solo escaparon de las llamas cuatro libros, los códices. Estos dan una idea de lo extenso que debió de haber sido el conocimiento médico de los mayas.

Dominaban en especial las terapias herbales. Mencionaremos aquí solo dos frutos con los que estamos bastante familiarizados, porque los hemos incorporado a nuestra rutina como estimulantes: el chile y el grano de cacao. Para los mayas y los incas, de quienes los hemos tomado, tanto el chile como el cacao servían como remedio medicinal. Las vainas de chile picantes se utilizaban, por un lado, para vendajes contra los calambres musculares y los dolores neurálgicos. Por otro lado, las empleaban como especias para estimular la circulación sanguínea y ayudar al cuerpo a eliminar toxinas y gérmenes con mayor rapidez, ya que desintoxican el hígado y aceleran el flujo de orina. El chile ayuda asimismo a suavizar algunas molestias gastrointestinales, como el estreñimiento y las flatulencias. En caso de resfriados, disuelve la mucosidad a la vez que estimula la salivación. Además, esta especia regula la temperatura del cuerpo. En los países cálidos, lo enfría, mientras que en zonas más frías tiene un efecto de calor.

Hoy en día, nadie piensa en este amplio espectro de usos terapéuticos al condimentar su carne asada con un poco de chile. Ya no tenemos en cuenta los beneficios que nos aportan las especias exóticas, ni siquiera cuando disfrutamos del cacao en forma de chocolate. Según creen los historiadores, en su región de origen el cacao se bebía amargo durante ceremonias religiosas y ritos de sanación, entre otros. Dado que su consumo causaba la liberación de endorfinas, las llamadas hormonas de la felicidad, con el cacao se conseguía el mismo efecto que con los medicamentos psicotrópicos. Mitigaba la sensación de hambre y el dolor, fortalecía el vigor y aliviaba ligeramente los síntomas del mal de altura, dolor de cabeza, náuseas, mareos, falta de aliento, cansancio y tinnitus.

CACAO   El cacao ya era un producto importante para los mayas, pero no como dulce, sino como una bebida bastante amarga. Los granos de cacao tostados se molían con una piedra y se mezclaban con ingredientes como chile o harina de maíz y agua. Tomado de esta forma, posee un efecto beneficioso para la salud. Contiene muchos flavonoides, los principios activos naturales de las plantas que mejoran la elasticidad de los vasos sanguíneos y, por lo tanto, la presión arterial. Asimismo, la teobromina y la teofilina, sustancias presentes en el cacao, estimulan la circulación y el sistema nervioso central. El cacao es también rico en magnesio, un mineral importante para muchas funciones corporales, y contiene altas cantidades de calcio, hierro, cobre, zinc y potasio, además de mucha fibra.

Incienso «pagano»

Al realizar mi panorámica general por los continentes de la medicina mundial, me he preguntado muchas veces cuántas cosas faltarían en nuestro menú si los curanderos y curanderas de las culturas perdidas no las hubieran descubierto como remedio. Cuántos aromas desconoceríamos si los curanderos de otras épocas y lugares no hubieran detectado sus efectos positivos. Incluso la Iglesia se ha beneficiado de los paganos que ella misma persiguió. El incienso existía mucho antes de que su fuerte aroma inundara las iglesias. Durante miles de años, la resina a partir de la cual se obtiene se cultiva en el actual Omán. Allí se iniciaba la legendaria «ruta del incienso», que llegaba hasta el mar Mediterráneo. Ya los antiguos egipcios y los fenicios confiaban en el efecto antiinflamatorio del aroma y lo utilizaban para el tratamiento ritual de las enfermedades respiratorias y las heridas abiertas. Durante más de tres mil años, la «fragancia de los dioses» forma parte del ayurveda. Estudios científicos han demostrado sus efectos beneficiosos para aliviar la artritis, el asma, la esclerosis múltiple, la psoriasis y las enfermedades intestinales.

Desde que viajé a Omán, cuando tomé conciencia de las propiedades del incienso más que nunca, de vez en cuando lo receto en paralelo al tratamiento convencional en pacientes con cáncer sometidos a quimioterapia o radioterapia. Además, recomiendo que se inspire su humo en caso de tumores cerebrales por sus efectos antiedematosos y drenantes. El incienso, administrado como medicamento, puede ayudar a reducir el dolor de cabeza y la presión intracraneal.

INCIENSO   El incienso se usaba y se sigue usando con fines terapéuticos en distintas culturas. En la medicina moderna, se está investigando, entre otras cosas, su efectividad para las enfermedades intestinales y la poliartritis. En el laboratorio se ha podido demostrar que los preparados de incienso tienen un efecto inhibitorio sobre las líneas celulares tumorales.

Para mí no hay duda de que los médicos científicos podemos aprender de los curanderos de antaño mucho más de lo que hemos hecho hasta ahora. He llegado a esta conclusión a partir de mis viajes pero también de mi consulta en Bochum. Si nos reímos de la supuesta magia del chamán como si fuera pura pantomima, estamos desperdiciando una gran cantidad de experiencia que merece, al menos en parte, ser conservada por el bien de nuestros pacientes. El hecho de que los curanderos antiguos creyeran que lo que sanaba debía de ser sagrado, bendecido de algún modo por poderes superiores, no cambia en nada su valor humanitario, el avance del conocimiento que les debemos. Y, desde luego, no nos sienta nada bien el papel arrogante de descendientes sabihondos.

Monjas buenas, brujas malas: un viaje en el tiempo por los jardines de las medicinas del mundo

En todas las culturas que hemos visto a lo largo de nuestro viaje por los continentes de la medicina mundial, en China, en el Tíbet, en los indios de las llanuras de América del Norte, en Hawái o en el Antiguo Egipto, y también aquí en Europa, en todas partes, el ser humano ha confiado desde hace siglos en las propiedades curativas de las plantas. Pero ¿cómo se descubrieron las propiedades medicinales de las plantas? Ahora ya no es posible reconstruir estos hallazgos caso por caso. Sin embargo, podemos suponer que los humanos procedieron en esto de la misma manera que lo hacemos hoy cuando nos movemos en territorio desconocido: a base de observación e imitación; por ejemplo, fijándose en el comportamiento de los animales y probando muchas cosas, seguramente no siempre con buenos resultados. Gracias a ello, resultó que esta o aquella planta presentaba un efecto u otro. No obstante, durante mucho tiempo no había una explicación para aquello que la experiencia mostraba. Y, como ya hemos visto, nuestros antepasados otorgaron un papel a los dioses para no andar a tientas en la oscuridad, unos dioses que eran distintos en Asia, en las selvas vírgenes de Brasil o aquí en Europa. En general, se creía que aquellos poderes superiores a los humanos hacían el bien al propiciar el crecimiento de plantas medicinales. Desde entonces, habría una magia inherente a la naturaleza.

Los chamanes y los curanderos tenían que comunicarse con las deidades para implorar su misericordia, quizá para expulsar a los demonios. Las plantas que usaban para las terapias tenían un valor de culto. El consumo de plantas o ingredientes herbales, como hojas o raíces, es decir, el uso de drogas, como se denominaban y siguen denominándose los extractos de plantas en varios idiomas, como por ejemplo *drug* en los países anglosajones, se celebraba como un acto ritual. Las artes curativas estaban rodeadas de un aura mágica. Incluso la recolección de plantas se efectuaba de acuerdo con preceptos «sagrados», en lugares especiales y en determinados momentos, por ejemplo, en noches de luna llena o al amanecer. El procedimiento exacto del ritual debía garantizar el éxito del tratamiento. Pues, según se creía, las plantas medicinales solo surtirían efecto con la bendición de seres superiores.

La interpretación espiritual explicaba el éxito del tratamiento con plantas medicinales. Por entonces no se consideraba la posibilidad de que fuera la planta en sí la que funcionaba gracias a las sustancias que contenía. A medida que fue aumentando la autoconciencia, surgió lo que podríamos llamar un «pensamiento farmacéutico», y fue entonces cuando los humanos se atrevieron a investigar las cosas para comprenderlas mejor. Poco a poco, advirtieron que las propiedades curativas de las plantas se debían a ciertas «sustancias activas»; distintas sustancias que podían tener un efecto mucho más fuerte si se extraían de las plantas y se usaban concentradas.

Sin duda, tuvo que recorrerse un largo camino para llegar hasta este punto. Este camino abarca incontables generaciones, y muchas áreas de la medicina mundial. Y también nosotros debemos desviarnos una vez más hacia Egipto, detenernos en la Grecia clásica y la cultura de la Antigua Roma, para finalmente llegar hasta nosotros mismos, hasta la Europa de hoy. Se trata del desvío que yo mismo tomé para desvelar los secretos no tan secretos de la medicina herbal, y donde aprendí a beneficiarme de ella también como médico científico. El viaje en el tiempo nos lleva una vez más a Oriente Próximo.

La antigua aspirina,
remedios naturales

Las anotaciones transmitidas en tablillas de arcilla con escritura cuneiforme documentan que, ya en el tercer milenio antes de Cristo, los sumerios poseían conocimientos bastante avanzados sobre el poder curativo de numerosas plantas medicinales. Este conocimiento farmacéutico era aún más notable entre los babilonios, cuyo imperio sucumbió finalmente el 539 a.C. a manos de los persas. Los «medicamentos» que se usaban por aquel entonces eran las plantas en su estado original, pues aún no se elaboraban remedios mezclando varias plantas, ya fuera en seco o en estado natural. Si se quiere, existía una especie de «ley de pureza» para los remedios naturales. El conocimiento de la época no permitía ir más allá. Pero como sabemos gracias a la famosa epopeya de Gilgamesh, la gente de ese tiempo ya iba en busca de la «planta de la inmortalidad». Hasta la fecha no se ha podido encontrar, aunque los chinos creen haber dado con ella con el yiaogulan, una variedad de ginseng antioxidante que al parecer regula y mejora muchos procesos corporales.

Los curanderos aprovechaban los efectos de los productos naturales de modo individual, cada uno por sí mismo. Los sumerios también debieron de conocer el poder curativo de las hojas de sauce (usadas hasta hoy en la aspirina como remedio eficaz contra el dolor) o del tomillo (ingrediente de muchos medicamentos para la tos), así como el de los dátiles y los higos (ricos en vitaminas). También usaban la sal marina como terapia mineral. Los babilonios fueron un paso más allá que los sumerios, ya que usaban alcohol para elaborar medicamentos de mirra, de los conos del ciprés o el beleño, también usado como estupefaciente. El medicamento no solo se administraba por vía oral, sino que también se aplicaba en vendajes con pomada y cataplasmas de plantas. Las hierbas secas se quemaban para ser inhaladas, y para el tratamiento de enfermedades internas se

empleaban clisteres, enemas con tubitos y cubos o instrumentos pareci-
dos a las jeringas. Para ir sobre seguro, los curanderos primero probaban
sus tratamientos con presos o esclavos. Las culturas intercambiaban sus
distintos conocimientos y remedios. Por ejemplo, así es como se extendió el conocimiento de los efectos curativos del jengibre, la canela o el
sándalo desde Egipto a otros países. Homero, que seguramente vivió alrededor del 850 a.C., aunque otros datan su existencia en la época de la
mitológica guerra de Troya, es decir, hacia 1200 a.C., hablaba de Egipto
como una tierra de médicos; según él, los médicos más sabios del mundo.

TOMILLO   El tomillo tiene un efecto mucolíti-
co en caso de infecciones respiratorias. También es útil para la bronquitis ya que relaja los
músculos bronquiales. Además, hay indicios
de sus propiedades antibacterianas y desinfectantes gracias al timol, la sustancia natural
que contiene, también presente en el orégano y
la ajedrea. Los egipcios ya usaban el timol para la preservación de las momias.

JENGIBRE   El gingerol, de sabor picante, y los
aceites esenciales de la raíz del jengibre constituyen sus principios activos. Ayudan a aliviar
resfriados, la hinchazón y las náuseas leves.
Por si fuera poco, el jengibre sirve, al parecer,
para bajar la presión arterial y el colesterol,
como el ajo, y también para vencer la fatiga,
como sustituto del café.

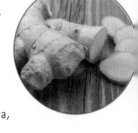

De hecho, los rollos de papiro y las inscripciones funerarias hallados indican que en el reino de las pirámides, hace miles de años, ya había médicos
que pensaban y trabajaban de una manera científica. Uno de los testimo-

nios más antiguos, el papiro Ebers, del segundo milenio antes de nuestra era, describe distintas enfermedades y su tratamiento correspondiente en un rollo de diecinueve metros de largo. Esta y otras fuentes revelan, entre otras cosas, que los médicos usaban aceite de ricino como laxante, el enebro como diurético y el lúpulo como tranquilizante, al igual que el cáñamo o la amapola. Por no hablar del bicarbonato de sodio, que hoy en día vuelve a usarse cada vez más para blanquear las canas y las manchas producidas por la edad, así como para regular el pH de la sangre. O los *Crocus*, una especie de azafrán que se usaba para aliviar las molestias de la gota; para favorecer la digestión se echaba mano de cilantro, anís, manzanilla, tomillo o menta. También se conocían las propiedades curativas de la miel. Se aplicaba sobre las heridas, aunque no sabían nada de sus cualidades antibióticas. Ocurre lo mismo con la mirra para combatir los gérmenes. Todos estos remedios nos son familiares, y siguen empleándose, o, mejor dicho, vuelven a emplearse como remedios suaves.

BICARBONATO DE SODIO   El bicarbonato de sodio se usa en medicina sobre todo para depurar la sangre. Tiene efectos beneficiosos sobre el sistema cardiovascular. Es conocido su uso para aliviar la acidez de estómago.

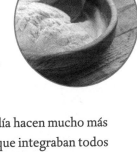

A veces me pregunto si los naturópatas de hoy en día hacen mucho más que sus antepasados, aunque sin los ritos mágicos que integraban todos los tratamientos. No fue hasta los tiempos de Hipócrates, en la Antigua Grecia, en el cambio del siglo v al iv a.C., que las terapias místico-mágicas empezaron a separarse más estrictamente del tratamiento médico racional. Los sacerdotes interpretaban los sueños y realizaban conjuros o exorcismos en santuarios como el de Asclepio en Epidauro. En cambio, los médicos ofrecían tratamientos más prácticos orientados a los órganos y los síntomas, como seguimos haciendo en la actualidad.

Hipócrates podría considerarse el primer médico de talante principalmente científico en la historia de la medicina, aunque no era un «especialista» según nuestra comprensión del término. Más bien partía de una visión integral del hombre, que estamos redescubriendo lentamente. «El cuerpo», escribió, «es un todo armonioso, cuyas partes son interdependientes y cuyos movimientos están en sintonía entre sí. [...] Donde sea que se encuentre el origen de la enfermedad, las distintas partes del cuerpo se la transmiten entre sí». Por lo tanto, Hipócrates pudo ser uno de los primeros, o al menos el primero que nosotros sepamos, en otorgar una importancia médica a la alimentación. En caso de enfermedades agudas, recomendaba comidas ligeras como sopas de cebada, arroz o espelta y verduras cocidas; para dolencias crónicas, recetaba suero de leche, así como ejercicio suave y remedios laxantes para disipar los malos «humores» del cuerpo. No todo ello ha sobrevivido al examen científico posterior. Pero muchas cosas han demostrado ser del todo ciertas. Hipócrates era un observador formidable de los atributos humanos y un empirista del cual los médicos de hoy pueden seguir aprendiendo. No en vano realizamos el juramento hipocrático antes de empezar a ejercer la profesión. Pero demasiado a menudo olvidamos la confianza que el griego tenía en el poder sanador de la naturaleza. También él confiaba en la medicina herbal.

La sistematización de la medicina: Galeno y la medicina monástica

Al principio de la historia cultural europea en sentido estricto, fue el romano Aulo Cornelio Celso (h. 25 a.C.-50 d.C.), uno de los autores más importantes de la investigación médica, aunque no se sabe si él mismo ejerció como médico, quien llevó a cabo el primer intento de sistematización enciclopédica de todos los remedios conocidos de la época en su obra *De Medicina*. Y ahora que me he embarcado en este viaje por la historia médica, es hora de presentar a otro genio de la curación, el médico greco-romano Galenos, o Galeno en español. Nació en Pérgamo en 129 o 131 y murió en Roma en 205 o 215 d.C. Hasta el Renacimiento fue considerado la autoridad médica por excelencia.

Los escritos de Galeno sobre fisiología y anatomía fueron considerados canónicos, ya que recogían los conocimientos médicos de épocas anteriores y los perfeccionaba con sus propias teorías, pues se trata, por ejemplo, del primer intento de explicar la circulación sanguínea, si bien su teoría resultó no ser válida. También su libro sobre medicina herbal era una obra de referencia, ya que enumeraba 473 medicamentos de origen vegetal, así como minerales y sustancias animales. Así pues, reunía todo el conocimiento farmacéutico de su época. Lo que decía Galeno era sagrado, tanto para los médicos como luego también para la Iglesia. Sus afirmaciones respondían a la lógica; por ejemplo, la suposición de un sistema vascular arteriovenoso en el que no se hacía distinción entre venas y arterias. Resultaban aún más convincentes al no poder ser verificados por estudios anatómicos, y lo único que requerían era que se creyera en la teoría. Una forma de pensar que, de hecho, armonizaba con el pensamiento cristiano. Quien pusiera en duda esta convicción se exponía a ser perseguido tanto por los científicos como por la Iglesia. No pocos terminaron en la hoguera por pensar diferente, como fue el caso de Miguel Servet en Ginebra (1511-1553), descubridor del sistema de circulación menor. Desde tiempos inmemoriales, se han combatido los nuevos descubrimientos que ponían en duda lo conocido hasta entonces.

El hecho de que los clérigos destacaran en ello es menos sorprendente de lo que pueda parecer en un principio. En primer lugar, se tomaban muy en serio la ciencia y la medicina. Consideraban ambos campos como su terreno. Y en segundo lugar, durante mucho tiempo los monjes y las monjas fueron los únicos con suficiente nivel de alfabetización para leer

los testimonios antiguos. Los monasterios y las abadías albergaban los tesoros del conocimiento. En ellos se archivaban, escribían y copiaban.
Hasta el día de hoy, siguen ocultos en ellos tesoros inimaginables que
merecerían ser rescatados. Gracias al avance que suponía una medicina
basada en documentos escritos, los monasterios se convirtieron en los
semilleros de una medicina sistemática, un sistema sanitario como lo conocemos en la actualidad. No hay duda de que este proceso supuso muchos enfrentamientos con el dogma de la tradición, lo cual causó grandes
desgracias. Nada puede justificar los crímenes de la Santa Inquisición, al
menos no desde mi percepción cristiana humanística. Tampoco hay
duda de que, en la Edad Media del Occidente cristiano, la «medicina monástica» de los benedictinos y cistercienses fue la principal encargada de
reunir los conocimientos disponibles sobre la naturaleza, la medicina y el
cuidado de enfermos. Además de todo ello, la idea de caridad hacía que
se vinculase el cuidado médico con la salvación del alma del paciente.

Siempre que lo uno armonizara con lo otro, puede hacerse valer de
nuevo la afirmación de que si algo logra curar, hay que darle la razón. Independientemente de cualquier disputa sobre cuál fuera el credo correcto, los monasterios funcionaban también como hospitales. Por ejemplo,
en el capítulo 36 de las Reglas benedictinas se dan instrucciones detalla-
das sobre la disposición de las habitaciones para enfermos, las tareas de
los cuidadores, los baños, la elaboración de medicamentos y las dietas. A
partir de estas reglas de órdenes religiosas, en la Alta Edad Media se desarrollaron complejos reglamentos para hospitales como los estatutos de
los sanjuanistas en 1182.

Los médicos de los monasterios, monjes y monjas, eran médicos de
formación, no curanderos; diagnosticadores, cirujanos e internistas, así
como psicólogos, profesores y farmacéuticos. En los jardines del monasterio, los «jardines de la salud», asumieron las tareas de botánicos y farmacéuticos.

Durante siglos fueron los guardianes, conservadores y beneficiarios
de los conocimientos médicos, antes de que existieran las escuelas de

medicina, como la primera que se fundó en Salerno, cerca de Nápoles, en el siglo XI, y más tarde las universidades, entre otras las que se fundaron en Padua, Montpellier, Bolonia, Basilea o Pisa, que poco a poco fueron haciéndose cargo de la transferencia de conocimientos y la investigación. Un nuevo comienzo, por así decirlo, para las antiguas raíces de la medicina, enterradas durante siglos, que todavía estaban almacenadas en Alejandría. Con la caída del Imperio romano de Occidente en el siglo V, la influencia religiosa del islam y especialmente del cristianismo, la medicina se fue almacenando cada vez más en los monasterios, aparte de la medicina popular que ejercían los numerosos curanderos y curanderas fuera de los muros del monasterio.

La medicina monástica siempre tuvo una misión heterogénea. Esta consistía en atender a las personas necesitadas pero también en prevenir enfermedades. Se regulaba la alternancia de comida y ayuno, ejercicio y reposo, trabajo y descanso. La educación y la religiosidad cristiana formaban parte de un estilo de vida que abarcaba todos los aspectos del ser humano, y estaba orientado a preservar la salud y el bienestar. De acuerdo con nuestras ideas actuales, podría argüirse que sus resultados eran insuficientes, pero ello era más bien debido a las circunstancias de la época. No había ninguna planta que combatiera la hambruna, la falta de higiene o las epidemias. Y todavía no existía una medicina para deshacerse de la peste y el cólera. Los samaritanos hacían cuanto podían. Fundaron hospitales para los pobres, crearon unidades de cuidados intensivos, ofrecían consuelo con su atención y trataban a los enfermos con plantas medicinales, que brindaban esperanza aunque no hicieran milagros.

La madre de la medicina natural europea: santa Hildegarda de Bingen

Cuando la época de la medicina monástica prácticamente llegaba a su fin, es decir, incluso antes de que la medicina se introdujera como disciplina académica en las escuelas de medicina de Salerno y Montpellier y en las universidades del siglo XIII, hizo su aparición en el mapa de la historia médica una mujer a la que no solo los creyentes adoran hasta hoy como una santa: Hildegarda de Bingen (1098-1179). La benedictina fue abadesa del monasterio de Bingen en Ruppertsberg, a orillas del Rin, una poeta y compositora con talento, una erudita y atenta observadora de la naturaleza, las plantas, los animales y los humanos. Su naturaleza visionaria le valió el título, ya en vida, de «Prophetissa Teutonica», profetisa alemana, que el papa Eugenio III confirmó en el sínodo de Tréveris en 1147-1148.

Además de sus escritos espirituales, Hildegarda de Bingen dejó dos obras sobre medicina natural, libros que han conservado su significado hasta nuestros días. Llevan los títulos explicativos *Physica* (sobre el poder curativo de la naturaleza) y *Causae et Curae* (sobre causas y tratamientos de enfermedades). Contienen descripciones de cientos de plantas medicinales, así como mil ochocientas recetas, además de pautas nutricionales como medida preventiva para conservar la buena salud. Según sus preceptos, las castañas y el hinojo debían constituir los alimentos básicos, pero sobre todo la espelta. Ya fuera elaborada como pan, sémola o sopa, en el interior del cuerpo parecía actuar como un ungüento. En cambio, santa Hildegarda no recomendaba los alimentos crudos porque se fermentarían durante la digestión y ello contaminaba la sangre. Esto no se aplicaba a las ensaladas, que debían aliñarse con vinagre y aceite. La monja conocía asimismo los beneficios de los garbanzos, procedentes de la cocina de Oriente Próximo, así como las propiedades curativas de las hojas de ortiga; estas tienen un efecto diurético y, por tanto, alivian las infecciones del tracto urinario. Por el contrario, Hildegarda describía la carne de cerdo como prácticamente tóxica. Según creía, esta favorecía la formación de mucosidad y la apatía. Consideraba mucho más sana la carne de pollo, de caza y el pescado. Aparte de todo esto, la devota tenía en poca estima el agua, ya que en aquellos tiempos estaba muy contaminada. Para las personas era mucho más saludable beber vino diluido, según afirmaba. Como hoy es sabido, el alcohol tiene un efecto desinfectante. Recomendaba la cerveza, además, para «embellecer el color facial». Para descongestionar el cuerpo convenía realizar una cura de ayuno de una semana al año, además de un día de ayuno a la semana.

GARBANZOS   Los garbanzos son ricos en proteínas y vitaminas y ya se cultivaban en Oriente Medio hace ocho mil años. Además, contienen mucha fibra. Sin embargo, no deben consumirse en crudo, ya que contienen una sustancia tóxica.

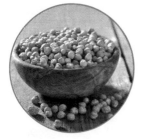

Por supuesto, no es que debamos defender la importancia médica de todos estos preceptos y seguirlos a rajatabla. Tampoco está decidido si Hildegarda fue la verdadera fundadora de la medicina natural. De hecho, en el campo de la historia de la medicina, y en general, es motivo de controversia si la medicina de Hildegarda era auténtica y efectiva. No se han llegado a comprobar ni mucho menos todas sus recetas, y solo deberían prescribirse bajo la supervisión de un médico herbolario. Pero mucho de lo que divulgó se mantiene incuestionable; a pesar de todo, su repertorio de plantas seguirá siendo legendario. Este formaba parte de un concepto absolutamente moderno de la mente y el cuerpo como un conjunto cuya meta era infundir un estado de armonía interior en las personas.

De acuerdo con las ideas de la beatificada, el ser humano se encuentra en un amplio sistema de correspondencias: en primer lugar, integrado en el orden de la salud; en segundo lugar, amenazado por el desorden y la enfermedad; y en tercer lugar, está llamado a esperar la curación. Esta tríada se refleja en la fisiología, la patología y el enfoque terapéutico de santa Hildegarda. La enfermedad se entiende menos como un proceso fisiológico, sino más bien como un peligro para la salud por negligencia, es decir, por no tener en cuenta la constitución natural, el orden divino. Y es Dios también quien acude en auxilio de la enfermedad así causada, con los dones de la naturaleza, con las plantas y las medicinas que se extraen de ella. El razonamiento puede resultarnos hoy un tanto complicado. Dicho de un modo más sencillo, también para Hildegarda de Bingen la sanación y la salvación, es decir, la recuperación física y espiritual, estaban estrechamente vinculadas. En esto, la devota cristiana no pensaba de modo muy distinto a como lo hacían los budistas en el Tíbet, los hindúes en la India, los bosquimanos en África o los chamanes en otros lugares de los vastos campos de las medicinas del mundo.

Obra del diablo o bendición divina: la tiranía de los dogmáticos

Por supuesto, había grandes diferencias en lo que respecta al encuadre espiritual, religioso o mítico de la curación. Sin embargo, el enfoque psicológico era siempre el mismo. Y sobre todo, las plantas medicinales funcionaban del mismo modo, independientemente de quién las usara o con qué bendición de Dios. Los ungüentos que se preparaban en los monasterios con hojas y flores no surtían mejor ni peor efecto que la mixtura preparada por la típica vieja herbolaria jorobada en una choza a las afueras de la aldea. Y, sin embargo, estas mujeres fueron estigmatizadas como brujas durante siglos, y fueron a menudo torturadas, ahogadas o quemadas en la hoguera. Tales atrocidades fueron perpetradas por los cristianos «caritativos», que además hacían exactamente lo mismo que aquellas mujeres doctas en medicina herbal a las que perseguían.

Ambos ayudaban a las personas sirviéndose de su conocimiento de las plantas medicinales. Solo que unos se sentían legitimados por su fe cristiana, mientras que a las otras se las asociaba con el diablo. Es posible que también esto brindara esperanza a los más necesitados, pues se decía que Satanás era capaz de arreglarlo todo, al precio diabólico que fuera. En el *Fausto* de Goethe, al principio Mefistóteles es capaz de hacer maravillas en la tierra. Esto significa que incluso las brujas poseían un aura que no perdía su efecto psicológico, pues eran capaces de despertar el poder de autocuración, lo que a su vez reforzaba el poder curativo de los remedios que utilizaban. ¿Acaso no es comprensible que muchos enfermos o heridos dieran más importancia a su recuperación en este mundo que al precio que deberían pagar por la «brujería» en el más allá, esos tormentos infernales con los que les amenazaba la Iglesia? ¿No abusaban de la superstición unos y otros al atribuir los efectos de un remedio a la providencia divina o condenarlos como brujería malvada?

Si observamos la sombría historia de la caza de brujas desde el punto de vista del dominio patriarcal y el interés económico, ¿no podría ser que esto también fuera una cuestión de poder, competencia y vanidad? Estoy seguro de que tampoco todos los herbolarios actuaban por pura caridad. Pero ¿acaso las monjas y los monjes no pretendían retener a los fieles en la Iglesia con su atención médica? ¿Acaso era únicamente la hegemonía en el terreno de la salud, en la «curación» de los enfermos, lo que el clero temía perder a finales de la Edad Media? ¿Era por este motivo que atacaba despiadadamente a aquellos que competían con él al ejercer el oficio médico por libre? Las suposición parece obvia. Como mínimo, no había ninguna razón sensata desde el punto de vista médico que justificara la caza de brujas. Unos recogían en la naturaleza lo que los otros cultivaban en los jardines de sus monasterios.

La continua ampliación
de los remedios naturales

Nadie, en ningún momento, ni siquiera en el pasado remoto, ha poseído el monopolio de la medicina natural, ni en la Edad Media del Occidente cristiano, a veces oscurecida por la religión, ni desde luego en nuestro presente ilustrado. Esto debería dar que pensar a algunos naturópatas cuando creen que pueden rechazar la medicina convencional en bloque. Porque, al fin y al cabo, esta se apoya sobre los pilares de la medicina natural. Las hierbas y otras plantas medicinales son los remedios más antiguos que conocemos. Su eficacia se ha comprobado a lo largo de los milenios. Trazan un recorrido incomparable por las distintas regiones de las medicinas del mundo.

Uno de los primeros libros especializados sobre medicina herbal, que también describe las propiedades curativas de las plantas, pronto cumplirá dos mil quinientos años de antigüedad. Su autor fue Teofrasto de Ereso (h. 371-287 a.C.), discípulo de Aristóteles. Sus tratados *Historia de las plantas (De historia plantarum)* y *Sobre las causas de las plantas (De causis plantarum)* sirvieron de base para muchos de los investigadores posteriores, entre ellos Dioscórides, conocido no solo como médico militar, bajo el gobierno de Claudio y Nerón, sino en mayor medida como el farmacólogo más célebre de la Antigüedad. Su obra *Sobre la materia medicinal (De materia medica)* sirvió, asimismo, como base teórica para la práctica médica del ya mencionado Galeno. La historia de la medicina natural ha ido escribiéndose de modo ininterrumpido. La colección de plantas medicinales de la humanidad va aumentando de época en época. La abadía benedictina de San Galo, en Suiza, tenía entre sus provisiones comino, menta, ruda, salvia, rosa, romero, lirio, judía, ajedrea, *Calamintha*, hierba de Santa María, fenogreco, hinojo, apio del monte e iris, por nombrar solo algunas de las plantas más conocidas, además de numerosos vegetales hoy considerados más bien plantas ornamentales o verduras.

También las semillas de amapola, alcachofas, *Crocus*, cáñamo, lino, ginseng, jengibre, coca, dedalera o verbena se cultivaban con fines farmacéuticos en las más distintas regiones del mundo. Por ejemplo, la salvia ha sido durante mucho tiempo el remedio preferido para frenar el envejecimiento. Actualmente existen cada vez más pruebas científicas de que la salvia puede, hasta cierto punto, prevenir la demencia y ralentizar el proceso de deterioro nervioso. Las raíces de árnica se utilizaron de manera masiva para tratar la peste, aunque con un éxito limitado. La panacea de los galos era el muérdago. Desde tiempos inmemoriales, los humanos han apreciado frutas, higos, dátiles, verduras, especias y aceitunas como «alimentos curativos», por citar a Hipócrates una vez más.

COCA   Los incas ya se beneficiaban de las propiedades extraordinarias de las hojas de la coca. Con ellas, combatían el hambre y el dolor, y los *chasqui* (corredores) masticaban hojas de coca para mejorar su resistencia y aumentar su efectividad como mensajeros. Pero lo más importante era su capacidad de mitigar el mal de altura o soroche. Además, a las hojas de coca se les dio otro uso. Combinadas con alcohol, formaban parte del ritual de preparación para el sacrificio de niños. Los incas creían que el estado de intoxicación posibilitaba el acceso al mundo de los espíritus. En el Imperio inca desaparecido, los rituales de sacrificios humanos eran denominados «capac cocha».

ACEITUNAS   Las aceitunas verdes y negras (se trata del mismo fruto, solo que las negras se cosechan más tarde) contienen ácidos grasos insaturados, así como sodio, calcio, fósforo y hierro. Se les atribuye (también en forma de aceite) un efecto preventivo de la calcifica-

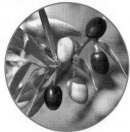

ción arterial (arteriosclerosis) y de enfermedades del sistema cardiovascular.

En el Antiguo Egipto se usaban ya el comino, el cilantro, el estragón o el
azafrán con fines curativos; así como el ajo, la mostaza, el cáñamo o el
hinojo en Mesopotamia. Los galos utilizaban la verbena como tranquilizante. Aún hoy, la infusión de verbena, que se obtiene a partir de la hierba luisa, constituye un fantástico ritual nocturno en Francia, del que yo
mismo disfruto para «bajar las revoluciones». La dedalera (Digitalis) se
usaba no solo para envenenar las flechas de caza, sino también como laxante y cicatrizante, mucho antes de que su veneno se usara para enfermedades del corazón. Lo que crecía en los propios campos se comple-
mentaba con lo que los viajeros y conquistadores traían de lejos. La
ipecacuana nos llegó a través de los pueblos indígenas de Brasil y se usa
como remedio para la tos, así como para las molestias estomacales. Se incluye en numerosos productos expectorantes que se venden en las farmacias. La cúrcuma llegó a Europa desde la India. Poco a poco, parece
estar conquistando el mundo como una especie de panacea. Y con razón.
Se le atribuye un efecto terapéutico similar a la cortisona.

CÚRCUMA   La eficacia de la cúrcuma se está
investigando hoy en muchos estudios. Durante
miles de años, se ha empleado para condimentar muchos platos, entre ellos el curry, debido a
sus reconocidas propiedades digestivas. Todavía no se han obtenido pruebas científicas defi-
nitivas sobre sus supuestos efectos antitumorales
o antiinflamatorios. Desde hace poco, la cúrcuma también está disponible para su administración intravenosa.

Además de los productos vegetales, los minerales también han formado
parte de los remedios naturales desde el principio. Muy temprano, no se

sabe con exactitud cuándo, se descubrió su relevancia para los procesos orgánicos. Así pues, en la Antigüedad ya se sospechaba que los calambres musculares se debían a una deficiencia de magnesio. Aunque ni el mineral era conocido como tal, ni los médicos sabían lo que realmente suponía su deficiencia en el cuerpo. Sin embargo, no hay duda de que habían comprendido la relación entre ambos a través de su experiencia y de la tradición, pues prescribían una dieta rica en magnesio: por ejemplo, el cacao, que es uno de los mayores proveedores naturales de magnesio, así como los frutos secos como el anacardo o las almendras, las semillas de calabaza y de girasol, los cereales, las legumbres, los copos de avena y la soja. Los curanderos de antaño conocían relaciones naturales que la medicina no podría explicar desde un punto de vista teórico hasta mucho tiempo más tarde. Actualmente, sabemos que muchos minerales y elementos desempeñan un papel crucial en los procesos vitales de las células y los órganos, tanto en el transporte de agua como en la estimulación nerviosa, los procesos de entendimiento en el cerebro o la producción de sangre. El hierro, por ejemplo, es el ingrediente esencial que los glóbulos rojos necesitan para oxigenarse.

Errores, mística
y éxtasis

Sin duda, también debemos reconocer que en el curso de la historia los médicos han cometido innumerables errores al aplicar remedios que, si bien en un principio parecían prometedores, a largo plazo resultaron nocivos para la salud. El pomelo o la toronja, por ejemplo, pueden interactuar con medicamentos y causar sobredosis, como con el caso de los sedantes, los psicotrópicos o la cortisona, pero también pueden reducir sus efectos, como sucede con los antihipertensivos o los medicamentos contra el cáncer. La dedalera o *Digitalis*, usada en afecciones cardíacas, puede ser tóxica en dosis altas. Otros ejemplos son el mercurio y el arsénico, que durante mucho tiempo se utilizaron para el tratamiento de enfermedades venéreas. Este error farmacéutico ya resultó fatal para el filósofo Friedrich Nietzsche (1844-1900). Muy diferente es el caso de la arcilla medicinal, que la farmacia moderna había descartado en gran medida, pues ha demostrado ser un remedio eficaz contra la flatulencia, la diarrea y los trastornos gastrointestinales, así como para tratar los procesos inflamatorios de la piel.

Los hallazgos no solo se multiplican con el paso del tiempo, sino que también cambian según las convicciones médicas. Lo nuevo reemplaza a lo antiguo, hasta que lo antiguo, a menudo, vuelve a ponerse de moda. Si la medicina fuera la disciplina humanista que debería ser, permanecería al margen de las emociones y del debate profesional, de la creencia de que aquello que nos convence sensorialmente ha de servirnos de ayuda. Siempre queda algo místico, independientemente de toda la recopilación de datos técnicos. Lo que el intelecto ha construido racionalmente, el sentimiento no podrá destruirlo del todo, como la ciencia quiere hacernos creer. Y no podemos hacer nada para evitarlo, ya que solo podemos existir, como humanos, como una unidad de cuerpo, mente y alma.

El aroma de lavanda, violeta, jazmín o rosas nos fascina tanto como los colores o sabores. En muchas plantas medicinales, el olor desempeña un papel tan importante como su principio activo, ya que se trata del sentido más fino e impactante para humanos y animales. El ambiente generado por los sentidos nos hace más receptivos a los principios activos de los remedios naturales. Tomemos como ejemplo el saúco. Cuando éramos niños, nos escondíamos debajo del árbol y cantábamos la canción:

«Ringel, Ringel, Reihe, / sind der Kinder dreie, / wir sitzen unter'm Hollerbusch, / und machen alle husch, husch, husch!»

[Gira, gira el anillo, / Somos tres niños / Sentados bajo un saúco / Y todos hacemos ¡ho, ho, ho!]

Se me ha quedado grabado el olor agradable que se percibía en aquel agujerito debajo del arbusto. Allí íbamos cuando queríamos descansar, tramar planes o llorar nuestros desengaños. Lo que entonces no sabíamos, aunque sí lo percibíamos de algún modo, es que el saúco es un árbol de la vida, de la sanación. Sus flores tienen una fragancia embriagadora, sus pesadas bayas saben a tierra y contienen vitamina C y hierro en grandes cantidades. Sin embargo, en el misticismo europeo, el saúco es también un árbol de la muerte. Antaño, después de los funerales se bebía infusión de la flor de saúco durante tres días en el velatorio, para acompañar en espíritu a los muertos durante su viaje a la otra vida. Por otro lado, el saúco representa además la reencarnación y la sexualidad. Hay un refrán alemán que dice: «Si el saúco florece en junio, florecerá también el amor».

AROMAS SANADORES   Los aromas actúan a través del llamado «sistema límbico», el «centro emocional» de nuestro cerebro, desde donde se controlan los neurotransmisores. Un estudio estadounidense que realizó una investigación con aceite esencial de romero y demostró que los participantes del estudio podían resolver problemas matemáticos con más rapidez y prestaban mayor atención que el grupo que no había sido expuesto al aceite. El romero también alivia la ansiedad, relaja la musculatura, mejora la circulación y el estado de ánimo. Se puede realizar aromaterapia quemando las siguientes fragancias en un pebetero:

- Aceite de lavanda y jazmín: estimulante y calmante
- Aceite de azahar: relajante, mejora el estado de ánimo
- Aceite de rosa: revitalizante y armonizante, relajante muscular
- Aceite de bergamota: calmante y relajante
- Aceite de sándalo: regenerador y calmante
- Aceite de ciprés: para equilibrar los cambios de humor

Es difícil encontrar una hierba en la botica de los curanderos que no haya suscitado leyendas, cuentos de hadas o mitos a su alrededor. Pero estas parábolas literarias en torno a las propiedades medicinales no siempre son de fiar. Si realmente es posible acompañar a un muerto tomando infusiones de saúco junto a su ataúd durante tres días es una cuestión espiritual a la que cada uno deberá encontrar su propia respuesta. En cambio, está comprobado que esta infusión baja la fiebre. La realidad y la imaginación a menudo no están tan alejadas, como suele ocurrir en la vida. Pero tampoco es cuestión de creer en algo ciegamente por el simple hecho de que funcione en algunos casos. La moda de la medicina natural no debe nublar nuestra mirada crítica, sobre todo porque hoy en día podemos obtener información muy precisa y sólida sobre muchos temas.

En los últimos tiempos, se ha desatado una gran demanda de plantas medicinales. Cada vez hay más especies que se convierten en productos de culto, como las semillas de chía, que se importan de Sudamérica y, en consecuencia, escasean o se encarecen en su lugar de origen. Me parece del todo oportuno mostrar cierto escepticismo ante este fenómeno. Por otro lado, ahora usamos muchos productos con fines estimulantes o de placer que antiguamente eran considerados medicinales: café, té, tabaco, pimienta, canela, albahaca, manzana, ciruela o cítricos. La mayor parte de ellos se cultiva en el llamado Tercer Mundo o, en el caso de las plantas y semillas, se recolectan en cantidades masivas de los entornos naturales, muchas veces arrancadas de raíz, lo cual conduce a una rápida e inevitable extinción de muchas especies. Así, se realiza una explotación extrema para beneficio de las sociedades de consumo ricas. No nos faltan señales de advertencia. Por ejemplo, la garra del diablo (*Harpagophytum*), dado que antes no podía cultivarse, fue saqueada despiadadamente en Namibia, aún más cuando los precios se dispararon al aumentar la demanda y disminuir la oferta. La especie ya se consideraba amenazada hasta que, por suerte, se logró cultivar una variedad de la planta.

SEMILLAS DE CHÍA   Las semillas de chía ya
eran populares entre los mayas. La palabra
«chía» significa «fuerza». Para los mayas, las
semillas constituían una fuente de energía,
además de un alimento básico, que puede
conservarse casi ilimitadamente. Proporcionan
una sensación de saciedad prolongada y contienen una cantidad extraordinaria de vitaminas, minerales, fibra, proteínas y antioxidantes.

Otra cosa que va ganando terreno es la biopiratería. Por ejemplo, es conocido el caso del umckaloabo, un producto elaborado a partir del extracto de la raíz del pelargonio, un tipo de geranio típico de Sudáfrica
que se utiliza para tratar resfriados y bronquitis. Su fabricante fue acusa-
do de robar conocimiento tradicional. Aunque esto no se pudo comprobar, debemos tomarnos en serio el peligro que supone. Patentar plantas o
sus componentes, una práctica cada vez más común, es un sacrilegio,
profundamente inhumano y contrario a la humanidad.

Pero tampoco el cultivo específico resuelve todos los problemas. Más
bien al contrario. En China, que exporta más plantas que cualquier otro
país, los suelos se fertilizan en exceso desde hace décadas para aumentar
el rendimiento. Esto no solo pone en peligro a los agricultores que trabajan con pesticidas, sino que además modifica los productos hasta el punto de que a veces solo se parecen a lo que realmente queremos comprar
en su aspecto exterior, por no hablar de las sustancias químicas que contienen. La raíz de jengibre puede ser el ejemplo más conocido de esto.
Si proviene de cultivo chino, es más barata que la que se obtiene en Sudamérica, pero casi no tiene sabor. Pasa lo mismo con el té. No obstante, la
medicina tradicional china, que utiliza muchos ingredientes procedentes
directamente de China, afirma que el cultivo de sus plantas medicinales
está bajo control. Pero ¿podemos creérnoslo? Puede que no siempre sea
así, pues cada vez más a menudo se trata de engaños comerciales en los

que no debemos caer. Han aparecido muchos avisos de residuos de pesticidas hallados en plantas medicinales, también en las ayurvédicas y de
otros tipos. Por lo tanto, insisto una y otra vez en que debemos ser críti-
cos a la hora de adquirirlos.

La medicina herbal científica: fitofarmacología

Desde principios de los años cincuenta, farmacólogos, etnólogos e historiadores investigan los efectos, beneficios e importancia de las plantas
medicinales a lo largo de la historia de la medicina. Hoy las clasificamos
según distintos criterios:

- Por especies, subespecies, género, familia y clase
- Como malas hierbas, cultivos agrícolas, plantas aromáticas y medi-
  cinales
- Según sean plantas de floración o sin floración
- Según den frutos o esporas
- Por brotes o formación de la hoja
- Por carácter
- Por ubicación
- Según la condición del suelo y su entorno vegetal
- Según la incidencia: en prados, bosques, aguas, montañas
- Por especies protegidas o parcialmente protegidas
- Según sean especies venenosas o no venenosas

Este tipo de principios de organización son muy importantes para nosotros, ya que, en primer lugar, alrededor del setenta por ciento de los
medicamentos utilizados en todo el mundo contienen materias primas

derivadas de plantas, y en segundo lugar, porque la demanda está aumentando rápidamente. Alemania encabeza la clasificación de usuarios en Europa; aquí se consumen decenas de miles de toneladas de estos productos; por desgracia, a costa de una sobreexplotación de otros países o de una recolección no controlada en el entorno natural. Básicamente, existen cinco formas de usar las hierbas y otras plantas con fines terapéuticos:

1. Como zumo de plantas frescas; contiene ingredientes activos solubles en agua o aceite, vitaminas, minerales, azúcar y la estructura de la fibra vegetal
2. Como mezcla para infusión; son adecuadas para curas de aguas y humidificaciones en saunas, y se prepara según el tipo de planta o cuál sea su finalidad de uso
3. Como tinturas y extractos; por lo general, se administran mezclados con alcohol o agua en cuentagotas
4. Como sales de baño; puede tratarse de aceites esenciales para aromaterapia, o de mezclas para infusión que se agregan a los baños
5. Como gotas, grageas, zumos concentrados, vinos medicinales o supositorios; los preparados se denominan «fitofármacos» o «medicamentos fitoterapéuticos», y están hechos de plantas medicinales frescas o secas

El efecto de los distintos fitofármacos, ya sean preventivos o curativos, depende de la interacción de sus componentes. Dado que siempre hay varias sustancias que surten efecto, una planta medicinal puede resultar eficaz para varias enfermedades. Las sustancias amargas tienen un efecto digestivo y estimulan el apetito. Los taninos se pueden utilizar para aliviar la inflamación de las encías o contra la diarrea. El ácido silícico equilibra los daños en la piel, las uñas y el cabello. Estos y muchos otros principios activos se encuentran en plantas distintas. La manzana, por ejemplo, puede servir para cosas distintas: la pectina sirve como espesante que conecta los ácidos del estómago, y la vitamina C, como antioxidante; en la zanahoria, las propiedades medicinales se encuentran en la vitamina A, para la piel y los ojos, y en los componentes sólidos como la fibra, para el intestino.

La árnica, aplicada por vía externa, ayuda contra los hematomas, esguinces, magulladuras, contusiones y dolores reumáticos en músculos y articulaciones. La valeriana calma los nervios y facilita la conciliación del sueño durante los periodos de estrés. El hinojo tiene un suave efecto estimulante del apetito, favorece la digestión y alivia la flatulencia. El jengibre elimina la sensación de náusea; se cree que sus aceites esenciales promueven el movimiento del estómago. La manzanilla alivia los dolores de estómago y los gases, así como la inflamación de la piel y el tracto respiratorio. Las propiedades de la salvia son muy similares a las de la valeriana. Aunque muchos la encuentran demasiado amarga, alivia el dolor de garganta, mitiga problemas gastrointestinales por su efecto anticonvulsivo y previene la sudoración excesiva. La tila, en cambio, induce la producción de sudor y, por lo tanto, suele usarse en casos de fiebre o tos seca. La melisa es un remedio muy apreciado para conciliar el sueño y aliviar molestias gastrointestinales. Para el dolor de cabeza, es recomendable prepararse infusiones de menta con frecuencia, a ser posible de tres a cuatro veces al día. La crema de caléndula se ha ganado una importancia casi simbólica para la medicina natural. El extracto de la planta favorece la creación de tejido nuevo y, por lo tanto, acelera la cicatrización de heridas.

El ascenso de la farmacología
a partir de la medicina natural

Podría extenderme y enumerar muchas otras cosas, también especias: albahaca, berro de agua, eneldo, estragón, perifollo, ajo, orégano, romero y un largo etcétera. Pero para eso ya están los diccionarios especializados que llenan las estanterías. La comisión de la Oficina Federal Alemana de Salud que se ocupa de la fitoterapia, es decir, de la medicina herbal, ha registrado características positivas en más de doscientas plantas medicinales. Describe tanto los beneficios como los efectos secundarios de estos remedios, con lo cual contribuye a descartar la idea generalizada de que las plantas medicinales no pueden resultar dañinas. Son medicamentos que, como cualquier otro, deben usarse de forma específica, para una condición y un individuo determinados. El negocio de los farmacéuticos comenzó con la producción y almacenamiento de estos productos. Más tarde, se desarrolló hasta convertirse en una ciencia propia, la farmacia. También esta puede considerarse una institución de la medicina natural, si nos fijamos en su origen.

Aunque no puede decirse con exactitud, parece que fue de nuevo santa Hildegarda de Bingen quien se encargó de colocar la primera piedra de esta nueva disciplina. Es probable que antiguamente ya existieran establecimientos similares a las farmacias, sobre todo en la Antigua China o en la India. En cambio, en nuestra Europa central, la farmacia como tal tiene sin duda sus raíces en la medicina monástica de la Edad Media, según indican testimonios fiables, en el periodo entre los siglos XI y XV. Existen documentos escritos que atestiguan la fundación de farmacias en el marco de la constitución de gremios durante el siglo XIV. Por ejemplo, en Basilea el apotecario pertenecía al llamado «gremio del azafrán», también integrado por profesores, médicos, rectores, clérigos y maestros. En las ciudades dominadas por los patricios, el farmacéutico de la ciudad desempeñaba un papel preponderante, lo cual confería un carácter casi institucional a las farmacias.

Los requisitos administrativos para la creación de farmacias reglamentarias podrían haber sido obra del emperador de la dinastía Hohenstaufen Federico II (1194-1250), quien mostró un notable interés por la ciencia. Sus Constituciones de Melfi, emitidas en 1241, incluían ordenanzas médicas en las que, por primera vez, las ocupaciones del médico y del farmacéutico se contemplaban por separado. Se prohibía que los médicos poseyeran o participaran en farmacias, mientras que los farmacéuticos solo estaban autorizados a vender medicamentos. Además, se establecieron impuestos para los medicamentos y restricciones para la apertura de sucursales en ciertos lugares. Era preciso detener la afluencia de medicastros y traficantes de drogas ambulantes. La ordenanza farmacéutica de Nuremberg, emitida en 1338, decretaba incluso que el farmacéutico no debía hacer distinciones sociales a la hora de administrar medicamentos. Por otra parte, se prohibía la sustitución o cambio de los productos que contenían las medicinas o principios activos. En cambio, se otorgaba a los farmacéuticos el privilegio de fijar los precios según su criterio. En los siglos XIII y XIV, la mayoría de las ordenanzas médicas locales definían al farmacéutico como un comerciante libre que debía garantizar la integridad de sus medicamentos asumiendo un compromiso ético personal. Las disposiciones legales al respecto variaban de un lugar a otro. Sin embargo, en todos los casos se establecía una separación de los oficios de médicos y farmacéuticos. Los primeros se ocupaban de atender y tratar a los pacientes, mientras que los segundos producían y comercializaban lo que aquellos prescribían.

Para los chamanes, los curanderos y los médicos de los monasterios, estas actividades se habían concentrado en una sola figura. La separación profesional, por lo tanto, denota un decisivo salto cualitativo en la historia de la medicina. Con el avance del conocimiento, especialmente como resultado de la revolución científica del Renacimiento, el renacer del hombre con el espíritu de la ciencia, se inventaron cada vez más medicamentos y se desarrollaron fórmulas cuya elaboración requería personal capacitado, es decir, farmacéuticos. Los remedios que ofrecía la naturaleza, como hierbas, plantas y minerales, ya no se empleaban en estado puro, sino que se procesaban para obtener medicamentos concentrados. Los tiempos de la medicina natural habían terminado. Comenzaba el desarrollo de una medicina basada en las ciencias naturales, la época aún hoy vigente de la medicina académica. El siguiente capítulo, que será el último de mi viaje por los distintos lugares y épocas de la medicina mundial, está dedicado a ella.

De médicos, investigadores
y máquinas:
aciertos y errores de
la medicina académica

E n la historia, pocos sucesos pasan de la noche a la mañana. Incluso las revoluciones, aunque se crea que golpean a la sociedad como un rayo aparecido de la nada, van precedidas de un largo periodo de incubación. Y al igual que ocurre en la política y la economía, en la ciencia las novedades pueden surgir con mayor o menor rapidez. Pero cuando algo finalmente sale a la luz, suele tener un desarrollo rapidísimo. Un ejemplo de ello es la transición de la medicina natural a la medicina académica. Porque tampoco esto pasó de un día para el otro, como quien apaga un interruptor y enciende otro. Aunque no se estableció como tal hasta fines del siglo xix, en la época de los grandes descubrimientos científicos, los comienzos de la medicina académica datan de mucho antes, hacia el siglo xv. Si considera-mos la asistencia médica organizada como una característica esencial de la sanidad moderna, podríamos retroceder aún más, hasta la medicina mo-nástica de la Alta Edad Media. Hemos hablado de ello en el capítulo ante-rior. Sin embargo, la atención espiritual de los pacientes seguía teniendo un papel prioritario, si no el más importante. Esto no cambiaría hasta el Renacimiento, cuando la mente científica se emancipó de la religión.

De repente, el ser humano ponía sus límites en el mismo cielo, tanto en sentido literal como figurado. Leonardo da Vinci (1452-1519), hoy conocido sobre todo como pintor, era a la vez artista, científico e ingeniero. No solo construyó uno de los primeros artefactos voladores, aunque aún ineficiente, sino que también llevó a cabo amplios estudios anatómicos. Los cadáveres que diseccionó con este propósito los sacaba a escondidas del cementerio por las noches. Usurpar los bienes de la Creación violaba el dogma de la Iglesia, y las actividades de este tipo siempre terminaban siendo castigadas en la hoguera.

Cómo la anatomía allanó el camino

De todas maneras, no era posible poner límites a la curiosidad humana. Una vez que se hubo despertado, el espíritu explorador trascendió cada vez más los límites de la religión y se adueñó del espacio que necesitaba. Andreas Vesalius (1514/15-1564), cuya familia procedía de Wesel, en la región del Ruhr (en latín, *vesalius* significa «procedente de Wesel»), estableció las bases de la anatomía con la práctica minuciosa de la disección. Mediante conocimientos fácticos y demostrables puso fin a los dogmas falsos que se habían heredado de la época de Galeno, unos mil cuatrocientos años atrás. Vesalio (en español) detectó más de doscientos errores en los trabajos de Galeno, si bien él mismo también cometió algunos. Como es natural, la comunidad médica no lo aceptó sin objeciones. El camino hacia el reconocimiento era arduo. Pero gracias a sus conocimientos médicos se granjeó una fama cada vez mayor, hasta llegar a convertirse en el médico personal del emperador Carlos V.

Algunos de sus hallazgos anatómicos no se confirmaron hasta unas décadas más tarde, cuando el médico inglés William Harvey (1578-1657) descubrió la circulación sanguínea mayor. El modelo de corazón propuesto por Galeno, según el cual el músculo latía de modo unidireccional con un único sistema vascular, es decir, el de las arterias, quedaba obsoleto con el descubrimiento de las venas, que transportaban la sangre de vuelta al corazón. Por primera vez, el corazón era contemplado como un motor de distribución de la sangre. Hasta entonces, durante más de un milenio, esta función se había atribuido erróneamente al hígado, mientras que el corazón era considerado sede del alma y fuente de calor. La fuente de la vida. Los hallazgos de Harvey trastocaron radicalmente esta antigua teoría, allanando el camino para la medicina académica de hoy.

Y Vesalio, que presentó sus conclusiones en colaboración con Jan Stefan van Calcar, dibujante de la escuela de Tiziano, que dejó patente su destreza en su importante obra *De humani corporis fabrica*, entre otras, ha sido considerado desde entonces uno de los padres fundadores de la medicina moderna. Poco después aparecieron los «anfiteatros anatómicos», inspirados en el antiguo modelo del anfiteatro; por ejemplo, en las universidades de Bolonia y Leiden. En el centro de la sala, lo que podría considerarse la arena, se situaba una mesa en la que los profesores practicaban la disección ante los alumnos. La composición natural del cuerpo, sus órganos, huesos y vasos, fue convirtiéndose en el centro de interés para la ciencia médica. Aunque el ser humano seguía considerándose una criatura de Dios, su cuerpo constituía un objeto cuya composición y funciones habían de ser descifradas.

En el siglo XVIII, durante la Ilustración europea, este afán de investigación se puso de moda. La razón triunfó sobre la fe. El clero perdió gran parte de su autoridad, que hasta entonces había reclamado en todos los asuntos espirituales, no solo en lo religioso. A partir de entonces, todos debían servirse de su propia mente para desvelar los secretos de la vida. Así, Goethe también realizó estudios anatómicos y en 1784 descubrió el «hueso intermaxilar», un elemento físico que también se encuentra en los simios. ¡Un sacrilegio para la Iglesia, una ofensa para el ser humano como «rey de la creación»! Sin embargo, esta verdad científica era simplemente innegable, uno de los muchos descubrimientos anatómicos que convirtieron a la medicina en una disciplina de las ciencias naturales. La medicina académica, tal como la conocemos hoy, siguió su curso. Y, sin duda, se trata de una de las contribuciones europeas —y alemanas— más importantes al conjunto de la medicina mundial. A pesar de mis críticas a su actitud de soberbia frente a la medicina natural, estoy muy contento y orgulloso de pertenecer a la tradición de esta medicina basada en la ciencia.

La patología como madre de la medicina académica y Virchow como su padre

Si hay un nombre vinculado a la base académica de la medicina, es el de Rudolf Virchow (1821-1902). Como patólogo y antropólogo, logró al fin establecer la medicina desde un punto de vista científico, después de siglos de preparación. Con su primera conferencia pública, «Sobre la necesidad y la validez de una medicina de orientación mecanicista», marcó la dirección en la que los médicos de formación académica hemos avanzado desde entonces. En 1800, los médicos del romanticismo todavía se oponían a la «frialdad de la razón» propia de la Ilustración y rechazaban la división metodológica entre ciencias naturales y humanidades. En su opinión, no debía concederse menos importancia a la verdad percibida que a los hechos constatables. Si bien no iban tan descaminados como ahora sabemos —las ciencias humanas como la filosofía, la psicología, la sociología, el derecho y la ética son más importantes que nunca—, ese pensamiento de carácter espiritista ya no resultaba convincente en los albores del siglo XIX, dominado por la fe en el progreso.

El desarrollo de las ciencias naturales se había acelerado más que nunca. De pronto, se cuestionaba aquello que parecía haberse consolidado para siempre jamás. Muchas teorías que antes se sostenían en la mera suposición o creencia, ahora podían ponerse a prueba para ser confirmadas o rechazadas. En adelante, todo lo relacionado con la naturaleza, y por lo tanto también el cuerpo humano, debían responder a principios demostrables científicamente. Rudolf Virchow comprobó que la vida estaba esencialmente sujeta a leyes físicas y químicas. Consistía en una actividad de las células, lo que a su vez significaba que las causas de cualquier enfermedad también habían de identificarse con precisión desde un punto de vista anatómico o patológico. La terapia debía asentarse sobre este único fundamento. Es cierto que este principio está justificado y proporciona buenos resultados en la mayoría de los casos, pero no en todos. Rudolf Virchow era plenamente consciente de ello. No obstante, este científico comprometido políticamente también daba por sentado que las enfermedades, aunque debían ser diagnosticadas y tratadas exclusivamente según las leyes de la naturaleza, podían estar provocadas por las circunstancias de la vida. Cuando recibió el encargo de identificar la causa de una epidemia de tifus en la Alta Silesia, no dudó en culpar al Gobierno prusiano por las «terribles y lastimosas» condiciones de vida patógenas a las que estaban expuestos los más necesitados, sin que ello eximiera a los médicos de cumplir con su deber humanitario. Más bien al contrario: «Si la medicina», escribió en su informe, «ha de cumplir realmente con su gran cometido debe intervenir en la gran vida política y social. [...] Debe enfrentarse a cualquier dificultad que entorpezca el transcurso normal de los procesos de la vida y eliminarla».

«Semidioses de bata blanca»:
el triunfo de la cirugía

Aunque el patólogo Rudolf Virchow consideraba el cuerpo humano desde un punto de vista exclusivamente científico, el antropólogo comprendía su estructura como análoga a la de la sociedad humana. Comparó la interacción de los individuos con la de las células en el cuerpo: conforme a esta idea, todos gozaban de los mismos derechos pero no poseían las mismas características. En esta imagen de la sociedad se reflejan los principios democráticos y los valores cristianos, según los cuales todos somos iguales ante Dios, así como los primeros indicios de un pensamiento biológico. Debido al uso abusivo de la «analogía Estado-cuerpo», que aún no estaba presente en Virchow, tal modelo desembocó en la afirmación de que los individuos mejores, es decir, mejor dotados por naturaleza, se oponían a los menos buenos, por estar peor dotados. Las diferencias sociales parecían estar justificadas científicamente. Ya sabemos en qué terminó esto: en la teoría de la «vida indigna de ser vivida» y en los crímenes médicos de la eutanasia.

Pero esto no puede atribuirse de ninguna manera a los pioneros de la medicina académica. Ninguno de estos primeros científicos debe cargar con la responsabilidad del abuso que sufrió su trabajo por parte de las generaciones posteriores, mucho menos cuando lo que buscaban eran soluciones que ayudaran a aliviar el sufrimiento humano y prevenir enfermedades en la medida de lo posible. Pues este fue el único motor que impulsó el nacimiento de la medicina académica en la segunda mitad del siglo XIX. Gracias a los logros que obtenían en plazos cada vez más breves, los médicos pronto fueron venerados como «semidioses de bata blanca».

Todos los procedimientos actuales tienen su base en los fundamentos científicos que se establecieron en ese momento, en los descubrimientos que hicieron posibles tratamientos antes inimaginables. En aquel entonces, los cirujanos eran las estrellas de la medicina. Algunas operaciones que hacia 1900 ya formaban parte de lo cotidiano no podían haberse concebido sesenta o setenta años antes, por la falta de anestésicos. El éter o la cocaína como anestesia no aparecieron hasta mediados del siglo XIX. Durante las guerras napoleónicas, a los soldados heridos todavía se les anestesiaba a base de aguardiente y con una mordaza entre los dientes cuando había que amputarles una pierna rota o extraerles una bala del pecho. La mayoría de ellos no sobrevivían a tales intervenciones.

ANESTESIA ETÉREA   El cirujano berlinés Johann Friedrich Dieffenbach habló en 1847 de una «cuestión vital para las personas que sufren», y con ello se refería a las primeras operaciones efectuadas en Alemania, que se realizaron bajo anestesia etérea. En la primera mitad del siglo XIX, la anestesia experimentó un auge con la introducción de cuatro sustancias anestésicas: la morfina, óxido nitroso, el éter y el cloroformo.

Fueron cuatro las sustancias narcóticas que, con su introducción en la práctica clínica, dieron lugar al auge de la anestesia en el siglo XIX. La tasa de mortalidad después de las operaciones quirúrgicas fue disminuyendo gradualmente. Además del éter, se empleaban el óxido nitroso y el cloroformo, así como la morfina, que se extraía del opio, conocido desde hacía tiempo. Su efecto intoxicante lo habían descubierto anteriormente los asiáticos, sobre todo los chinos. Desde los años veinte del siglo XIX, la compañía farmacéutica Merck, con sede en Darmstadt (Alemania), se encargó de producir y vender morfina, su derivado, en grandes cantidades para usos médicos. Se utilizaba principalmente como analgésico para la neuralgia, el cáncer y el reumatismo, así como para enfermedades del corazón, problemas digestivos y trastornos neurológicos o psicológicos. Al principio no se tuvo en cuenta el riesgo de adicción que implicaba su consumo. Los doctores se toparon con este problema a partir de sus experiencias con la administración de este fármaco. Lo único que contabá era el efecto analgésico de estos preparados.

Para la anestesia, los médicos utilizaron morfina a partir de 1860, aunque no con tanta frecuencia como las hasta entonces habituales máscaras de éter y óxido nitroso. La inhalación de estas sustancias producía un efecto anestésico inmediato.

ÓXIDO NITROSO   El óxido nitroso, también llamado «gas hilarante» o «de la risa», es un gas incoloro que debe su nombre a las demostraciones que se efectuaban en ferias médicas: provocaba risas convulsivas, alucinaciones y embriaguez en las personas a las que se les permitía inhalar aquel olor dulzón. El público se divertía mucho al presenciar este espectáculo.

Cuando el dentista estadounidense Horace Wells presenció una de estas demostraciones en 1844 advirtió el efecto narcótico del gas mientras el público se retorcía de la risa. Quedó tan impresionado que al día siguiente se mandó sacar un diente bajo la anestesia de óxido nitroso. Veinte años más tarde, el óxido nítrico, ya desarrollado como medicamento, empezó a utilizarse en operaciones clínicas en Europa, sobre todo en odontología.

Con el descubrimiento de los anestésicos, las posibilidades de la cirugía se expandieron de un modo hasta entonces inimaginable. Las intervenciones quirúrgicas más extensas, como la cirugía gastrointestinal compleja, fueron posibles solo gracias a esta forma de desactivación de la conciencia y de sueño artificial. Sin embargo, pronto se descubrió que la anestesia general siempre implicaba el riesgo de que el paciente no volviera a despertar. Pero la investigación médica pronto sería capaz de hacer frente incluso a este problema. Poco antes de iniciarse el siglo xx, las soluciones de cocaína se utilizaban como anestésicos regionales y locales. El peligroso estado de inconsciencia total se provocaba con mucho menor frecuencia.

La anestesia permitía intervenciones quirúrgicas más profundas, porque gracias a la duración de la narcosis se ganaba tiempo para operaciones complicadas. Al mismo tiempo, aumentaron las posibilidades de supervivencia postoperatoria tras operaciones complejas gracias a las transfusiones de sangre. Para ello fue indispensable el descubrimiento del sistema de grupos sanguíneos en 1901. Más de dos décadas después, se consiguió desarrollar métodos para preservar la sangre de los donantes, lo que hacía posible almacenarla tanto para las intervenciones rutinarias como para las de emergencia, algo que permitió curar cada vez más enfermedades con cirugía.

Radiología: el cuerpo como sala de cine

Los descubrimientos de las ciencias médicas fueron sucediéndose sin pausa, uno tras otro. Mientras que la medicina natural se basaba en la experiencia acumulada a lo largo de siglos o milenios, y se había transmitido en gran parte solo oralmente, el progreso de la medicina académica estaba impulsado por la investigación específica y los éxitos científicos y avanzaba a toda velocidad.

La posibilidad de desarrollar cosas nuevas constantemente y en periodos cada vez más cortos me resultó fascinante desde el principio. Es probable que el ejemplo de mi padre, que como ingeniero de minas solía enterarse de los avances técnicos, tuviera algo que ver en esto. En cualquier caso, desde que decidí estudiar medicina sentí como si hubiera dos corazones latiendo en mi pecho. Uno albergaba el deseo de ser médico para ayudar a las personas a aliviar o prevenir el sufrimiento. Uno de los héroes de mi juventud fue Albert Schweitzer; ya de adolescente había recortado su foto, no recuerdo de dónde. Sin embargo, seguía con el mismo entusiasmo los últimos avances de la ingeniería. Aún hoy, ese segundo corazón late entusiasmado por la tecnología. Así pues, tras completar mis estudios de medicina no tuve que pensármelo mucho para decantarme por la radiología, la especialidad médica más técnica.

Al igual que la anestesia moderna, esta se remonta a la revolución científica de la medicina en el siglo XIX. Constituye otro pilar importante de la medicina académica. Mientras que en el pasado eran necesarias las intervenciones quirúrgicas o las disecciones para ver qué había dentro de los pacientes y detectar alteraciones patológicas, los experimentos físicos condujeron al descubrimiento de una radiación que permitía ver y examinar el interior del cuerpo desde el exterior. El físico Wilhelm Conrad Röntgen (1845-1923) descubrió el misterio de los rayos X casi por casualidad. El 8 de noviembre de 1895, cuando durante unos experimentos con un tubo de rayos catódicos colocó su propia mano en el área de radiación por error, la estructura ósea de la mano se representó como una sombra blanca en una placa fotográfica situada detrás.

Se descubría así la radiografía, el primer método de diagnóstico por imágenes: un gran salto en la historia médica, el fundamento técnico para unos procedimientos de diagnóstico completamente nuevos. Sin necesidad de recurrir al escalpelo o hacer conjeturas sobre la enfermedad como una especie de castigo divino, ahora era posible identificar fracturas, alteraciones en los tejidos o excrecencias, y poco después, con el uso de medios de contraste, se podrían detectar disfunciones de las cavidades internas, y podrían tratarse con mucha mayor precisión. En pocos años, la prueba de rayos X pasó a ser uno de los procedimientos de diagnóstico estándares. En Alemania, estos rayos de alta frecuencia se designan con el nombre de su descubridor, Röntgen.

Ya a principios del siglo pasado, la alianza militar occidental llevó su propio tren de rayos X en su caravana cuando se disponía a sofocar el Levantamiento de los bóxers en China. Los investigadores de la primera generación enseguida se dieron cuenta de los peligros insospechados que entrañaba la radiación. Tanto ellos como sus empleados contrajeron cáncer. En muchos casos, se les tuvieron que amputar las extremidades contaminadas por radiación, y también sufrieron enfermedades del sistema hematopoyético, como fue el caso de la física y dos veces premio Nobel, Marie Curie (1867-1934). Desde que se detectó que este nuevo método comportaba graves riesgos para la salud, se hizo todo lo posible por proteger a los pacientes y al personal de la radiactividad, tanto con medidas arquitectónicas como con el uso de materiales absorbentes de la radiación, como el plomo. Es probable que nunca se logre una protección total, y sabemos lo difícil que es blindar y proteger espacios si recordamos los trágicos accidentes de Chernóbil y Fukushima.

Aunque los rayos X siguen siendo uno de los métodos más comunes de diagnóstico, ahora también existen otras tecnologías que, en primer lugar, son mucho menos peligrosas y, en segundo lugar, proporcionan mejores imágenes. En nuestro instituto en Bochum podemos obtener imágenes seccionales de órganos en segundos gracias a una técnica de tomografía computarizada (TC) muy rápida y de baja radiación basada en la tecnología de rayos X. Por ejemplo, conseguimos una imagen de todo el corazón en tan solo 0,3 segundos y sin necesidad de introducir ningún catéter. Hoy en día, es posible lograr imágenes tridimensionales de las distintas regiones corporales, en particular de los huesos, los vasos sanguíneos y las cavidades como el corazón, algo impensable hace diez años. La tecnología CT Navigation es también un componente importante para el manejo y la colocación precisos de los instrumentos en tratamientos de microterapia, una práctica que fundé hace más de treinta años.

Las intervenciones mínimamente invasivas con catéter o endoscopio datan de mediados del siglo pasado. Esta técnica permite que nos ahorremos cada vez más intervenciones quirúrgicas mayores. En su lugar, se introducen instrumentos a través de pequeños cortes que el cirujano controla desde el exterior. Este puede visualizar sus movimientos en una pantalla. Mientras realiza la operación, puede observar su transcurso casi como si se tratara de una película. Por ejemplo, puede usar el globo de un

catéter para dilatar las arterias coronarias, o realizar una terapia mínimamente invasiva de modo preciso y seguro gracias al endoscopio —una
prolongación de su ojo— en el menisco o en la vesícula biliar.

A mediados del siglo pasado, apareció otro método que ampliaba las
posibilidades del diagnóstico: la ecografía, también conocida como «prueba de ultrasonido». Como no conlleva ningún riesgo de envenenamiento
por radiación, en un principio se usó para la asistencia al parto y para ginecología en general. Gracias a esta técnica, han mejorado muchísimo las
técnicas de diagnóstico precoz en recién nacidos. En consecuencia, la
tasa de mortalidad materna e infantil ha disminuido significativamente.
La ecografía se utiliza también en los procedimientos mínimamente invasivos ya mencionados, para controlar y dirigir los instrumentos. Para
los internistas, ginecólogos y urólogos, es uno de los principales métodos de diagnóstico, especialmente para el diagnóstico del corazón y del
abdomen. Las posibilidades que ofrece el diagnóstico 4D son fascinantes
y conmovedoras: observar cómo late el corazón o ver al niño que crece
en el útero de su madre.

A ello se han sumado otros métodos de alta tecnología médica: la tomografía por emisión de positrones (PET, por sus siglas en inglés), que
permite diagnosticar, entre otras cosas, tumores y metástasis que no podrían detectarse mediante otros procedimientos; o la imagen por resonancia magnética (IRM) o tomografía por resonancia magnética (TRM),
hasta ahora la técnica más revolucionaria de la radiología, ya que se realiza sin radiación ionizante, y sin agentes de contraste radiactivos como en
la PET. En el diagnóstico vascular, las imágenes de resonancia magnética
pueden sustituir a los cateterismos. Por lo general, es sin duda superior a
la TC, salvo para analizar pulmones y huesos. En primer lugar, no emite
radiación. Y, en segundo lugar, nos proporciona información valiosísima
sobre tumores e inflamaciones, sobre nervios y vasos sanguíneos, así
como sobre el funcionamiento de las articulaciones y los órganos, datos
muy útiles para programar medidas de prevención y terapia, cuidados
postoperatorios y rehabilitación.

Inmunología: la lucha contra las epidemias de la humanidad

Si quisiera explicar con más detalle las posibilidades del diagnóstico por imagen estaría superando los límites de mi viaje a través de las distintas épocas y continentes de las medicinas del mundo. Así pues, remito al glosario y a la bibliografía que hay al final del libro si se quiere encontrar información adicional. Pero ahora ha llegado el momento de retomar la historia de la medicina académica basada en las ciencias naturales. Y de nuevo cabe afirmar explícitamente lo que ya se ha apuntado en capítulos anteriores: todo lo que nosotros, pacientes y médicos, esperamos de la medicina moderna parte de las condiciones epistemológicas teóricas y prácticas con las que se fundó la medicina a fines del siglo xix. Y aunque a veces nos pueda saturar la obsesión por el progreso que caracteriza a la sociedad competitiva moderna no deberíamos menospreciarla. Por muy útil que haya sido y siga siendo la medicina natural, a la larga, el aferrarse a sus principios no habría ayudado a avanzar a los individuos ni a la humanidad, aunque siempre haya algunos que así lo crean y lo expresen a voz en cuello. En el pasado eran los «románticos», y hoy son los dogmáticos de un enfoque ecologista imperfecto quienes rechazan de plano todo lo que la industria saca al mercado o todo cuanto llevan a cabo los médicos científicos. Las restricciones ideológicas no sirven de mucho y, de hecho, dificultan el avance en ambos campos. No hay ninguna terapia con albaricoques —como por desgracia he tenido que oír en mi entorno— que cure el cáncer de próstata, y tampoco se puede combatir el cáncer de vejiga o de mama, ni la neumonía o el sarampión, con glóbulos homeopáticos o imposición de manos. Quien engaña con este tipo de embustes a quienes pasan momentos difíciles está invadiendo el terreno de la medicina académica de una manera muy irresponsable.

Gracias al afán de conocimiento de los médicos científicos y las terapias que se han desarrollado gracias a él, ha sido posible frenar o disminuir radicalmente epidemias como el tifus y el cólera o enfermedades muy extendidas como la tuberculosis, tan temida hasta bien entrado el siglo xx. En 1892, aún se extendía una epidemia de cólera en Hamburgo, y también en Alemania podía contraerse la malaria. Una de las grandes novelas de Thomas Mann, *La montaña mágica*, tiene como escenario un sanatorio suizo para tuberculosos justo antes de la Primera Guerra Mundial; los personajes de la trama son pacientes que padecen esta enfermedad.

Hasta hace poco, innumerables personas morían a causa de las más diversas enfermedades infecciosas. En algunas regiones, han aniquilado a la mitad de la población. El hecho de que estos fenómenos ya no existan, y mucho menos en Europa, es un mérito de la medicina académica. La patogénesis, es decir, el origen de las enfermedades infecciosas, no logró comprenderse hasta que el francés Louis Pasteur (1822-1895) y el alemán Robert Koch (1843-1910), cada uno por su lado, hubieron identificado los microbios como agentes patógenos. Sus hallazgos sirvieron de base para otros muchos. Así, el inmunólogo Emil von Behring (1854-1917) desarrolló una vacuna contra el tétanos, enfermedad que solía resultar mortal, y, junto con el médico Paul Ehrlich (1854-1915), introdujo una vacuna preventiva contra la difteria. En experimentos efectuados con animales, Von Behring descubrió que en el suero sanguíneo se formaban antitoxinas contra los microorganismos patógenos que podían usarse como terapia y vacuna para la inmunización. La erradicación de la viruela, que debemos a los estudios de Paul Jenner (1749-1823), y la reducción mundial de la poliomielitis (polio o parálisis infantil) son otros ejemplos de los grandes logros en cuestión de vacunas. Más tarde, Paul Ehrlich desarrolló un fármaco quimioterapéutico contra la sífilis comercializado como Salvarsán (arsfenamina), compuesto a base de arsénico. Este fue el nacimiento de los fármacos quimioterapéuticos. Otros medicamentos que salieron al mercado en aquel momento ayudaban a combatir la malaria o la enfermedad del sueño africana.

TÉTANOS   El tétanos es una enfermedad infecciosa grave causada por la toxina de un agente patógeno que suele encontrarse en los suelos. El patógeno entra en el cuerpo a través de
heridas. Después de un periodo de incubación
de hasta tres semanas, causa calambres severos
en la mandíbula, la espalda y el estómago. La mortalidad de esta enfermedad es alta (entre el 10 y el 25 por ciento a pesar
de los cuidados intensivos). La prevención mediante vacunas proporciona una protección contra la aparición de la enfermedad, que
hasta el momento solo podía tratarse de modo sintomático.

SÍFILIS   La sífilis es la enfermedad de transmisión sexual más famosa junto con la gonorrea.
Se transmite por una bacteria (*Treponema pallidum*) principalmente a través de las relaciones sexuales. Las infecciones e inflamaciones
de los ganglios linfáticos en los genitales y la
temida fase final de parálisis nerviosa progresiva
entre diez y veinte años después, que marcó la imagen de esta enfermedad durante siglos, apenas se observan en los
países industrializados gracias a los tratamientos con antibióticos.
Pero en el pasado ocasionaba una muerte miserable a muchísimas
personas. Por desgracia, la sífilis también ha vuelto a aumentar en
Alemania, aunque suele pasar desapercibida.

Otro avance importante que contribuyó a tratar las infecciones bacterianas fue el descubrimiento de la penicilina. En 1928, el microbiólogo escocés Alexander Fleming (1881-1955) observó que en un cultivo de moho de
estafilococos se formaban superficies alrededor del moho en las que ya
no se encontraban estas bacterias. Los hongos habían producido una sustancia antibacteriana. Fleming llamó a esta sustancia «penicilina», basán

dose en el nombre latino del hongo *(Penicillium notatum)*. Sin embargo, las investigaciones de Fleming no adquirieron una relevancia clínica hasta que el patólogo Howard W. Florey (1898-1968) y el bioquímico Ernst Boris Chain (1906-1979) lograron elaborar un preparado inyectable a partir de la sustancia que resultaba efectiva en el medio de cultivo. Al igual que Fleming, Ehrlich y Von Bering fueron galardonados con el Premio Nobel más adelante.

Al principio probaron el preparado en animales infectados. Los primeros ensayos clínicos con pacientes tuvieron lugar en 1940 en Estados Unidos. El gran éxito de estas pruebas hizo que el nuevo medicamento se produjera en masa como parte de un programa nacional para introducir la penicilina. Más tarde, la oferta de antibióticos se fue ampliando año tras año, y en la actualidad se conocen más de cien tipos distintos. Sin embargo, no debemos pasar por alto que en el presente está aumentando la resistencia bacteriana a causa de una prescripción excesiva o indiscriminada de antibióticos, además de su uso en todo el mundo para la alimentación animal y la acuicultura, lo cual ha permitido que reaparezcan enfermedades infecciosas que ya estaban superadas. Un verdadero retroceso para el avance médico.

PENICILINA   Aunque Alexander Fleming descubrió el efecto antibacteriano del moho en 1928, no fue hasta los años cuarenta, en Estados Unidos, que el principio activo se aplicó en medicina para combatir las enfermedades infecciosas. En la Europa continental, la penicilina no se utilizó hasta después de la Segunda Guerra Mundial, cuando comenzó a producirse en grandes cantidades. Con el fin de aumentar su eficacia y evitar la resistencia, pronto empezó a combinarse con estreptomicina. En la actualidad, los antibióticos tienen un amplio espectro de actividad y se administran en grandes cantidades. Sin embargo, el aumento de los casos de resistencia requiere que se replantee la cuestión, se desarrollen nuevos conceptos integradores y también nuevos antibióticos.

RESISTENCIA BACTERIANA   Los patógenos pueden desarrollar una resistencia a los antibióticos. Esto hace que la efectividad de estos medicamentos disminuya o desaparezca por completo. Como consecuencia, las infecciones ya no pueden tratarse con el medicamento contra el que se ha desarrollado la resistencia. Se indica en esos casos un cambio de medicación, siempre y cuando exista un fármaco alternativo. Con la gran cantidad de antibióticos que hay en el mercado, esta posibilidad —¡de momento!— suele ser viable.

Contamos con las mejores condiciones para efectuar este replanteamiento y considerar nuevos métodos de tratamiento: vacunas, medidas de higiene, control de calidad del agua, aire y suelo, fortalecimiento del sistema inmunológico con la alimentación, el deporte, el ejercicio y el apoyo psicológico. Además, hay muchos otros enfoques terapéuticos y preventivos, tanto de la medicina natural como de la medicina académica, que deben ser redescubiertos, ya que permiten tratar las enfermedades de manera preventiva o evitar que alcancen su punto álgido. Nuestra tarea pendiente consiste en combinar todos estos factores en un enfoque integral y buscar soluciones de una manera más consecuente de lo que hemos hecho hasta ahora. En todo el mundo.

El azúcar no es solo dulce:
la diabetes como epidemia global

Cuando mis abuelos eran jóvenes, casi nadie sabía que existía una «enfermedad del azúcar». Muchas de las dolencias y las muertes prematuras que podrían haberse atribuido a ella quedaban sin explicación. No fue hasta 1889 que el internista y fisiólogo Oskar Minkowski (1858-1931) descubrió en experimentos con animales que tras extirpar el páncreas, la glándula productora de insulina, aparecía la diabetes mellitus, hoy una epidemia global. En consecuencia, supuso que existía una secreción interna de esta glándula a la corriente sanguínea, además de la secreción digestiva que enviaba al intestino. Tendrían que pasar otras tres décadas antes de que al fin fuera posible elaborar un preparado de insulina adecuado, es decir, que fuera efectivo y se tolerara bien en el organismo. Hasta 1922, los intentos de aplicar una inyección muscular en pacientes con diabetes fueron decepcionantes, ya que la solución causaba abscesos en los puntos de inyección y provocaba descensos peligrosos del nivel de azúcar en la sangre. El éxito médico llegó cuando se logró extraer insulina del páncreas de perros y prepararla para su inyección en humanos. Entonces, todo el mundo quería insulina. En poco tiempo, la demanda de la hormona salvadora superó las posibilidades de producción, ya que aún no podía elaborarse sintéticamente, sino que se obtenía del páncreas de animales, en concreto de vacas y cerdos. Actualmente, este problema ya está resuelto, pues la insulina ahora se fabrica mediante tecnología genética.

DIABETES   Según los datos de la Federación Internacional de la Diabetes (FID) de 2017, actualmente hay 425 millones de personas que padecen diabetes en todo el mundo. Una tercera parte de ellas tienen más de sesenta años. El número de personas menores de veinte años con diabetes tipo 1 dependiente de insulina asciende a un millón. Se calcula que en 2045 la enfermedad llegará a afectar a 629 millones de personas. La diabetes tipo 2, llamada «del adulto», se presenta cada vez más en niños.

Una verdadera desgracia para la humanidad, sobre todo si tenemos en cuenta que la epidemia más grande del mundo registra un rápido crecimiento, y además afecta a los niños. Sin insulina, millones de personas habrían muerto ya o les quedaría poco tiempo de vida. Recientemente, esta enfermedad típica de la civilización occidental y la alimentación industrial ha llegado también a las selvas de Sudamérica, como presencié yo mismo en Brasil. Un médico de la selva, a quien visité para saber más sobre su medicina tradicional, me contó que su principal campo de terapia era la prevención y el tratamiento de la diabetes mellitus y no las infecciones o los casos de lombrices, como me había imaginado. Según me contaba con gran tristeza, los refrescos azucarados y los productos ricos en carbohidratos que ofrecen los supermercados estaban destruyendo el estilo de vida tradicional y, por tanto, las culturas autóctonas. Su propuesta para solucionar esta situación consistía en educación, cambios en el estilo de vida, volver a la comida casera, apagar de vez en cuando el televisor, los ordenadores y los teléfonos móviles para que la gente vuelva a moverse, terapia familiar y tratamientos de apoyo con plantas medicinales como la canela. Sin embargo, uno de los mayores problemas es el social, es decir, el desempleo, sobre todo entre los jóvenes, y el subsiguiente aumento del abuso de drogas.

CANELA   La corteza del árbol de canela ya se usaba como especia en China y en la India unos dos mil años antes de nuestra era, aunque en un principio se empleaba sobre todo como medicina y afrodisíaco. En la Edad Media, la canela se dio a conocer en Europa como remedio para la gota. Era una de las especias más caras y valiosas de la historia, y los curanderos la aplicaban también para el resfriado, el estreñimiento y para detener las hemorragias. Además, cada vez más estudios apuntan a su capacidad para reducir los niveles de azúcar y lípidos en la sangre.

El corazón, nuestro adorado y vulnerable centro

Lo mismo se aplica a la casi incalculable variedad de opciones de tratamiento para las enfermedades cardiovasculares, que van desde los medicamentos antihipertensivos hasta el trasplante de corazón. Sin embargo, por poner un ejemplo, 365.000 personas murieron en Alemania en 2015 a causa de una enfermedad cardiovascular. Nada más y nada menos que el 39 por ciento de todas las muertes de ese año. No puedo imaginar a cuánto ascendería esa cifra si las consultas de los especialistas y los centros cardíacos que hay en todo el país no dispusieran de los equipos técnicos existentes hoy en día.

ENFERMEDADES CARDIOVASCULARES   Según datos de la OMS, en 2016 murieron más de nueve millones de personas en todo el mundo a causa de enfermedades cardiovasculares. Según las cifras de la OCDE (Organización para la Cooperación y el Desarrollo Económicos) para 2013, en Alemania se realizaron 624 cateterismos cardíacos por cada cien mil habitantes. El promedio de la OCDE es de 177 cateterismos por cada cien mil habitantes.

Desde tiempos inmemoriales, el corazón ha atraído la atención del ser humano más que cualquier otro órgano. Se considera una fuente de vitalidad y amor, el lugar donde vive el alma, pero también el carácter y la mente, y otras muchas cosas que van más allá de su función biológica. Esta visión recorre toda la historia cultural de la humanidad como un hilo conductor. El nacimiento de la cardiología, como disciplina médico-científica que se ocupa del corazón, suele datarse con el descubrimiento del sistema circulatorio por el médico y anatomista inglés William Harvey (1578-1657) en la primera mitad del siglo XVII. Su desarrollo posterior avanzó de un modo más continuo y sostenido. Para simplificar, podría decirse que fue precisamente esta disciplina la que hizo progresar a la medicina académica, y Harvey fue su impulsor más importante.

El fisiólogo inglés Augustus Desiré Waller (1856-1922) marcó otro hito importante con la construcción del electrómetro capilar, que le permitió por primera vez en 1887 registrar los impulsos bioeléctricos del corazón. Más tarde, el médico y Premio Nobel Willem Einthoven (1860-1927) mejoraría este aparato y conseguiría el electrocardiograma, y con él proseguía el avance de la medicina. Hoy en día, todo el mundo conoce la tecnología que se desarrolló a partir de ello. Ya hace tiempo que tanto el electrocardiograma (ECG) en reposo como el ECG de esfuerzo y ambulatorio se incorporaron a la práctica médica cotidiana. Actualmente, es posible registrar la actividad eléctrica del corazón durante un periodo de hasta dos años gracias a los aparatos implantables y a los instrumentos de registro telemétrico. También pueden diagnosticarse de manera segura los trastornos menos comunes, y es probable que en un futuro cercano se haga con la ayuda de teléfonos inteligentes.

En virtud de la especial importancia que concedemos al corazón como nuestro órgano central, la cardiología y la cirugía cardíaca ocupan un lugar destacado en el espectro de las disciplinas médicas científicas. Para muchos pacientes se trata de la escuela superior de la medicina moderna. Y aunque en ello hay implícitas jerarquías en las que ningún médico cree o debería creer, es indudable que aquí es donde pueden verse más fácilmente los logros extraordinarios que ha alcanzado la medicina académica, además en un periodo de tiempo mínimo.

Hace apenas cien años, en los años veinte, se fundaba la cirugía cardíaca con la primera intervención quirúrgica de corazón, que consistía en suturar la herida de una puñalada. Le siguieron las aperturas de pericardio y las valvulopatías, aunque muchos de estos intentos quirúrgicos fracasaron. A finales de los años treinta, las operaciones de cardiopatías congénitas habían mejorado. En 1958 se logró implantar el primer marcapasos. En los primeros años, los dispositivos aún tenían muchos fallos y no eran estables en frecuencia, mientras que los marcapasos de hoy pueden llevarse en el cuerpo durante muchos años, a menudo hasta el final de la vida, y se controlan de modo automático. Cada vez más dispositivos están equipados con un sistema de descarga eléctrica, un desfibrilador, capaz de reactivar un latido cardíaco decreciente.

Durante mucho tiempo, el trasplante parcial o incluso total de corazón supuso un reto para la cardiología. Pudo plantearse al fin cuando se implementaron equipos cardiopulmonares capaces de asumir temporalmente las funciones vitales durante las operaciones más serias. La primera vez que se usó un dispositivo de este tipo para una operación fue en Estados Unidos en 1953; la máquina asumió la función cardíaca y pulmonar de un paciente durante veintiséis minutos. Finalmente, en los años sesenta, los avances técnicos culminaron en la creación de corazones artificiales. De todas maneras, a día de hoy todavía no se trata de un verdadero sustituto del órgano natural que prolongue la vida en unas condiciones dignas. Por un lado, las cargas mecánicas causadas por el corazón artificial son considerables; al cambiar la presión sobre el sistema vascular y los órganos, el cuerpo tiene que hacer esfuerzos para adaptarse a ella. Por otro lado, no deben subestimarse las secuelas psicológicas para el paciente, ya que en lugar de poseer un órgano cambiante, acorde a los sentimientos y los estados de ánimo, lo que hay en su pecho es una máquina que emite latidos regulares en todo momento. Apenas podemos imaginar lo que esto significa, es algo que solo puede saberse cuando uno debe enfrentarse a la situación, es decir, cuando toca vivirlo en la propia carne. Sin embargo, para muchos, los corazones portátiles son una bendición (temporal), sobre todo debido a la escasez de órganos de donantes y a los largos tiempos de espera.

Tal bendición le fue concedida a Elmar Sprink, el corredor de maratón con un segundo corazón, con el que incluso corrió en el Ironman de Hawái. Y bastante rápido, por cierto. Antes del trasplante, lo mantuvo con vida un corazón artificial provisional, según explicó en el ciclo de conferencias *Mensch Bleiben* ('seguir siendo humanos') que organicé en 2018 en el Wirtschaftsclub de Düsseldorf. Su felicidad era descomunal, igual que la felicidad de uno de mis pacientes, que desde hace unos ocho años puede disfrutar de su vida en la tierra con un corazón artificial gracias al doctor Reiner Körfer de Duisburgo.

El cerebro como último bastión: ¿es posible crear un «diseño humano» mediante trasplantes?

La cirugía de trasplante siempre estará asociada con problemas psicológicos. En primer lugar, porque el «rescatado» debe asumir que debe su supervivencia a un difunto. Pero, al menos, el órgano pasa de persona a persona. En el pecho del receptor late algo vivo, la donación de otro ser humano. En los años cincuenta, ya se habían logrado algunos éxitos fugaces con los trasplantes de corazón en animales. A partir de 1959, pudieron tratarse parcialmente las respuestas de rechazo del sistema inmunológico gracias a determinados medicamentos. Además, los corazones de los donantes podían conservarse durante un periodo de tiempo más largo. Aumentó el tiempo de supervivencia —hablamos aún de experimentos con animales— a varios meses. Finalmente, en 1967, tuvo lugar el primer trasplante de corazón en humanos. El cirujano cardíaco sudafricano Christiaan Barnard (1922-2001) trasplantó el corazón de una donante a

Louis Washkansky, dependiente de una tienda de alimentación. Era el mayor éxito de la historia de la medicina hasta entonces. El mundo se mantuvo en vilo; el paciente sobrevivió a la operación durante dieciocho días. Se consiguieron resultados más duraderos con el desarrollo de fármacos antirrechazo más efectivos. En 1985, la tasa de supervivencia anual era del 85 por ciento. Hoy se mantiene a ese mismo nivel. Sin embargo, después de cinco años viven de un 60 a un 70 por ciento de los pacientes, y después de diez años de un 40 a un 50 por ciento.

La cirugía de trasplante se ha asentado. Ahora el problema es la falta de donantes, más que los procedimientos técnicos. Desde el punto de vista meramente técnico, el problema del trasplante de órganos está en gran parte solucionado, ya se trate de corazón, hígado o riñones. En el periodo comprendido entre 1963 y 2017, se trasplantaron solo en Alemania 82.389 riñones, 23.738 hígados, 12.515 corazones y 3.761 páncreas. Tal historial de éxitos no puede dejar a nadie indiferente.

Los médicos científicos tienen buenas razones para estar orgullosos de lo que han logrado en un lapso de apenas ciento cincuenta años. En relación con la historia de la humanidad, es un abrir y cerrar de ojos. La perspectiva de la medicina moderna orientada a los órganos, su ramificación y especialización han impulsado de manera decisiva tal desarrollo. El aspecto negativo de este fascinante progreso es, como ya hemos apuntado, que se deja de lado una concepción más integral del ser humano como unidad de cuerpo, mente y espíritu. Como radiólogo y microterapeuta, sé perfectamente lo difícil que resulta a veces conectar el avance de los procedimientos médicos, el uso ya indispensable de todas las opciones que ofrece la tecnología moderna con el respeto a una naturaleza que no ha creado al hombre como si fuera una máquina reparable.

Los médicos no debemos caer en la tentación de hacer todo lo que está a nuestro alcance o experimentar con todo por el simple hecho de que sea posible, como tampoco deben hacerlo los físicos con la investigación nuclear, cuyos hallazgos pueden servir de ayuda pero también hacer mucho daño a la humanidad. Además, no siempre se sabe desde el principio qué consecuencias puede acarrear algo que se aborda con las mejores intenciones. Esto es una perogrullada, seguramente, pero es algo que las nuevas generaciones suelen olvidar cuando critican a sus predecesores. No hay duda de que la medicina también ha ocasionado mucho sufrimiento al ser humano. Por ejemplo, hacia finales del siglo xix, con el fervor de la cirugía, los médicos dieron por supuesto que las enfermedades psicológicas, psicosis y neurosis, no eran más que enfermedades del cerebro que habían de tratar quirúrgicamente. Pero ¿acaso esto cuestiona todo el desarrollo de la cirugía cerebral? Sin ella, no se podrían tratar tumores o lesiones cerebrales causadas por accidentes como se hace hoy en día.

No se puede rechazar de plano todo un enfoque, ya sea por razones religiosas o de otro tipo; es igual de incompatible con el juramento hipocrático como la ambición que degrada a las personas a la condición de objetos para la experimentación científica. En la medicina no existe un *statu quo* en el que podamos perseverar. ¿Dónde habría llegado la terapia contra el cáncer sin los avances farmacológicos de las últimas décadas? Aunque todavía no se ha encontrado el remedio milagroso para combatir esta epidemia humana, y quizá nunca se descubra, las perspectivas de los pacientes han mejorado significativamente. Antes de 1980, en Alemania morían más de dos tercios de todos los pacientes con algún tipo de cáncer. Hoy en día, se espera que más de la mitad de los pacientes puedan curarse de modo permanente, ya sea a través de una intervención quirúrgica, con radioterapia, quimioterapia o terapia hormonal, o bien mediante terapia del dolor y psicoterapia, así como con tratamientos naturales complementarios. Para reducir los efectos secundarios asociados con prácticamente cualquier intervención médica son necesarios nuevos esfuerzos y nuevas investigaciones. A veces se tarda décadas en lograrlo, ¡pero al menos se logra! Por ejemplo, gracias a la tenacidad de los naturópatas y también de los oncólogos, el cannabis ha podido al fin incorporarse a la práctica médica cotidiana para reducir las náuseas en la quimioterapia. Mi hermano Wilhelm, que murió de cáncer demasiado pronto, ya me había animado a que lo difundiera hace veinte años. Me pidió que proclamara públicamente el enorme poder de curación mental y física del cannabis para los pacientes con cáncer, ya que él mismo se había beneficiado de sus ventajas. ¡Así que me dispongo a hacerlo aquí una vez más!

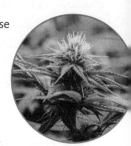

CANNABIS   Las preparaciones de cannabis se prescriben en oncología, principalmente para aliviar las náuseas ocasionadas por la quimioterapia. Hay estudios que prueban su eficacia. En la actualidad se están estudiando otras posibles indicaciones, como el alivio del dolor y la mejora del estado general de los pacientes con cáncer.

Pero lo que no sirve de nada es rechazar de plano los tratamientos contra el cáncer, sin duda gravosos, algo a lo que a veces tienden los «naturistas dogmáticos». En cambio, lo que sería de gran ayuda es que médicos y pacientes se esforzaran más en la detección temprana de posibles riesgos. Al menos, este procedimiento de detección, un examen preventivo extenso y continuo, permite detectar enfermedades malignas en un estadio temprano, a veces incluso antes de que aparezcan los primeros síntomas. Las posibilidades de diagnóstico no dejan de ampliarse.

Desde la decodificación del genoma humano en 2003, puede calcularse incluso la propensión a una u otra enfermedad. La identificación del portador de toda la información genética humana fue el mayor logro de la genética molecular hasta la fecha, una ciencia relativamente joven que no hizo su aparición hasta los años cincuenta. Dicho de un modo simple, esta disciplina parte de la idea de que todos nuestros procesos vitales, incluida la predisposición para la salud y la enfermedad, están inscritos en la información genética que recibimos al nacer. Por ahora, la genética y la medicina moleculares esperan poder predecir las enfermedades de origen genético. Más adelante, y este es su objetivo real, aspiran a «reparar» los defectos genéticos, de manera que ciertas enfermedades, quizá resistentes a la terapia, ya no aparezcan. Sin embargo, esto también pueden hacerlo, hasta cierto punto, los mecanismos de reparación naturales que tiene cada uno de nosotros, dependiendo de cómo vivamos y de cuáles sean nuestros hábitos; no es solo tarea de la intervención médica. Si nuestros cuerpos no pudieran repararse por sí mismos, ¿cómo podríamos sobrevivir hoy en día con todas las cargas químicas, biológicas o físicas a las que estamos expuestos a diario?

Está por ver si la predicción mediante ingeniería genética se convertirá en una terapia prescrita individualmente. En cualquier caso, sería engañoso pensar que la medicina genética molecular podrá algún día brindarnos el sueño de la salud eterna. Y es que muchas enfermedades, como la hipertensión, la diabetes mellitus, la aterosclerosis, la epilepsia, las alergias o los trastornos del estado mental, pueden desencadenarse por tres motivos, por un defecto genético, por el estilo de vida individual y por factores ambientales.

Aquí no solo es preciso hacer una valoración médica, sino también ética, de manera que el médico reconozca también los límites de su responsabilidad. ¿Cómo debe comportarse al saber que un paciente es genéticamente propenso a una enfermedad determinada, tal vez mortal, pese a que todavía goza de buena salud, y que quizá nunca llegue a sufrirla si, por circunstancias de la vida, muere antes por otras causas? ¿Debería el médico aterrorizar a una persona, inducirla a vivir una vida limitada y sin alegría por la anticipación de la enfermedad? No lo sé, y al preguntármelo llego a un punto en el que me inquieta que sigamos concentrándonos en una medicina exclusivamente científica. Quizá la obsesión por el determinismo genético conduciría a un fatalismo que eventualmente no sería menos mortal que, por ejemplo, un cáncer predicho por la teoría.

El que no quiera darse cuenta de esto, porque cree que en la vida todo se puede controlar con la tecnología, estará sucumbiendo a una ilusión de omnipotencia y se estará poniendo por encima de su naturaleza humana. Este tipo de pensamiento no me convence en absoluto. Me pregunto qué le pasa por la cabeza a Ray Kurzweil, jefe del departamento de ingeniería de Google, cuando cree que el futuro está en fusionar humanos y máquinas. ¿Del *Homo sapiens* al hombre-máquina, del «Homo affectus» al «Homo digitalis», del individuo sensible al digital? ¿Cómo va esto? Entonces, quién tendría razón, ¿la máquina, porque funciona sin errores y de un modo siempre predecible? Sin lugar a dudas, estoy a favor del uso de la tecnología, incluso más que en el pasado, para optimizar la prevención, la terapia y el seguimiento médico. Pero este uso debe obedecer a lo mismo que creían los curanderos de la Antigüedad: el hombre debe ser capaz de controlar los medios. No puede hablarse de un trabajo conjunto, de una cooperación igualitaria con la máquina, de ninguna manera, ni tampoco de una simbiosis o «transmutación».

¿Nos incapacita la tecnología?

Cuando usamos términos como «máquina humana» o «transmutación», estamos ocultando lo que esto significa realmente: la incapacitación del ser humano a través de la tecnología. Pero como incluso el mejor PC solo puede computar a partir de los datos que se le han proporcionado, al final no sería la máquina la que nos dominaría, sino una élite de tecnócratas que se sienten llamados a gobernar sobre la vida. Carece de importancia si esos fines se persiguen con intereses comerciales o con intenciones políticas, o si responden a los delirios de grandeza de algunos individuos. Porque si dichas fantasías llegaran a hacerse realidad y cambiar radicalmente la manera de entender el mundo, lo que se habría perdido de un modo u otro habría sido el humanitarismo.

Lo único que distingue a los humanos de las máquinas, de los robots, es una dignidad que solo se percibe de modo subjetivo, y por ello deberíamos tener cuidado de no sucumbir ciegamente ante la fascinación de lo que podemos conseguir gracias a la tecnología. Habría que plantearse caso por caso, con una base ética, preguntarnos hasta dónde podemos llegar como terapeutas en el empleo de herramientas tecnológicas sin que el ser humano acabe siendo un súbdito de la máquina. Pero, por otro lado, sería igualmente irresponsable rechazar por completo el uso de la tecnología médica. Hoy en día, los médicos disponemos de aparatos que nos permiten evitar el dolor y la muerte como nunca antes. La tecnología mecánica y digital, así como los sistemas de información y conocimiento, pueden ayudar a médicos y terapeutas de todo tipo. Así pues, hay que valorar esta herramienta en su justa medida, ni más ni menos.

Hace décadas que se realizan intervenciones psicoquirúrgicas en el cerebro con buenos resultados. Por ejemplo, pueden reducirse los temblores de un enfermo de Parkinson mediante una intervención estereotáctica, es decir, guiada por imagen y asistida por ordenador. La cirugía de próstata se realiza cada vez más mediante robots, igual que ocurre con las operaciones de corazón; en la actualidad, esta práctica se extiende a todo el mundo. En este caso, como en casos similares, el progreso resulta sin duda positivo. Esto, por un lado, resulta inspirador y esperanzador. Por otro, la creación de un hombre-máquina, un «cyborg», se va acercando peligrosamente a lo imaginable. Pero, por suerte, todavía no podemos montar a un ser humano nuevo a partir de órganos donados, con piel, pelo y articulaciones artificiales. Gracias a Dios. Al fin y al cabo, se trata de salvar una vida o hacer que vuelva a merecer la pena vivirla. Pero ¿qué pasaría si, como un médico italiano ha planteado recientemente, se pudiera «trasplantar» una cabeza entera con cerebro? ¿Podría hablarse aún de medicina? ¿O sería un mero experimento impactante que habría de ser superado por el siguiente, tal vez la sustitución de un cerebro vivo por un sistema informático? ¡Qué perspectiva más terrible! Dan ganas de mirar hacia otro lado. Pero ¿qué ganaríamos con esto? Lo que deberíamos hacer, de hecho, es detener a tiempo esta locura y poner límites a la soberbia humana. Para ello, es preciso que se dé un nuevo impulso a las humanidades en las universidades. El discurso crítico, el fomento de la reflexión ética y filosófica siguen siendo necesarios, y hoy más que nunca. Lo repetiré una vez más: las máquinas pueden ser herramientas fantásticas. También para los que queremos mantener nuestra salud o recuperarla. Y como médico es de gran utilidad tener acceso a herramientas digitales y a la recopilación de datos para configurar un perfil de enfermedad y tratamiento; por ejemplo, el registro de datos vitales con aplicaciones y sistemas de tecnología asociados o sensores de cualquier tipo. Estos son, o serán, excelentes impulsores de la medicina futura para el diagnóstico y la terapia, para la prevención y la predicción; en resumen, de una medicina con visión de futuro y al alcance de todos. Para ello es necesario un análisis (automático) de enormes cantidades de datos que, de hecho, ya se está efectuando a día de hoy, muchas veces sin el conocimiento ni el consentimiento del usuario.

APLICACIONES DE SALUD   El llamado mHealth (Mobile Health) consiste en el uso de teléfonos inteligentes, tabletas, relojes inteligentes y brazaletes de *fitness* para la recopilación de datos de salud por medio de aplicaciones determinadas. Rossmann y Krömer (en Fischer y Krämer, 2016) enumeran los siguientes usos: prevención y promoción de la salud, apoyo para diagnóstico y terapia, comunicación y capacitación para profesionales de la salud, seguimiento de infecciones, supervisión remota, control y recordatorio de la toma de medicamentos, así como recolección de datos por consulta remota. Según las estimaciones, se espera que el volumen de mercado de mHealth haya alcanzado cerca de sesenta mil millones de dólares en 2020.

¡Pero cuidado! Los ordenadores no piensan. Por ejemplo, si le preguntáramos a un ordenador si una persona bajo su supervisión puede caminar, solo podría responder sí o no, sin ofrecer ninguna información más. Se le escaparía todo aquello que no pudieran captar sus lentes: el dolor o el sufrimiento psicológico, por ejemplo; o qué región del cuerpo sufre ese dolor, como su piel y sus músculos; si hay una función limitada respecto a las estructuras circundantes, las influencias indirectas, los cambios de temperatura, la percepción sensorial de reacciones psicosomáticas como la expresión facial del dolor o un encogimiento discreto de los dedos de los pies, y un largo etcétera. ¿Cómo podría conseguirse todo esto? Enseguida nos topamos con los límites del sistema técnico digitalizado. Una máquina no puede percibir todas las características individuales de la realidad compleja de un paciente. El ordenador solo puede recopilar datos en un marco predeterminado. No puede entendernos de un modo humano. Cualquier persona puede reconocer mejor los indicios de enfermedad a nivel sensorial y físico, todavía más si ha recibido formación. El ordenador puede servir de ayuda, pero no debemos esperar demasiado de él. Un médico o enfermera debe poder atender al paciente de manera individualizada para ofrecerle un tratamiento adecuado. Quizá haya razones económicas para el uso de robots enfermeros, como los que se están probando en Japón; costes de personal demasiado altos o una falta considerable de trabajadores calificados, pero ¿es justificable esta práctica en términos humanitarios?

El ideal de la supercomputadora médica traslada la promesa de salvación a la máquina. Quienes confían en esta idea cometen el error de pensar que la curación «funciona» de un modo muy objetivo, sin la intervención de los valores y las emociones. Esto no es solo inhumano en el sentido más estricto de la palabra, sino que además se trata de una ilusión muy peligrosa. Pues, ya en el diagnóstico, se omite todo lo que los dispositivos no detectan, como el miedo, los estados depresivos, el estrés, la irritabilidad, la frustración y la agresión en sus miles de manifestaciones distintas. Por primera vez en la milenaria historia de la medicina mundial, la personalidad no tendría ninguna importancia.

Esto supondría un gran paso atrás para la civilización. Ni siquiera los sanadores del pasado mítico, curanderos y chamanes, creían que los poderes superiores a los que convocaban podían curar a los humanos sin tener en cuenta su personalidad. Más bien al contrario, pues de acuerdo a su concepción del mundo asumían el papel de mediadores entre los dos mundos y atendían a sus pacientes en las cuestiones humanas.

La encrucijada de la historia de la medicina

¿Es que ya no necesitamos esa atención humana? ¿Estamos tan embriagados por los inmensos éxitos de la medicina académica que creemos que basta con que los pacientes disfruten de nuestras maravillas técnicas? ¿Cómo debemos plantear el futuro de la investigación y el desarrollo médicos? Preguntas sobre preguntas, cada vez más apremiantes, puesto que pronto podremos manipular las nuevas vidas a voluntad y diseñar a los seres humanos para ajustarlos a un modelo u otro. El bioquímico Erwin Chargaff (1902-2002) ya dijo hace años que habíamos pasado el Rubicón en la ciencia. Chargaff fue uno de los investigadores que descifraron el ADN, el portador de la información genética, y por tanto sabía que todo lo que se ha pensado ya no puede ser eliminado del mundo. El desarrollo tecnológico puede hacernos avanzar, pero también puede convertirse en la perdición de la humanidad. Estamos en una encrucijada.

Dado que la medicina académica es la última etapa de la historia de las medicinas del mundo por el momento, es importante que tomemos la dirección correcta. Sería terrible que los médicos, a causa del fervor tecnológico, nos apartáramos del camino de la medicina humana para convertirnos en reparadores del organismo, concebido como mera biomasa. Quedaríamos expulsados de la historia de la medicina. Para no tener que llegar tan lejos, hoy es más importante que nunca que reunamos todo el conocimiento que ha demostrado su eficacia a la hora de curar, sin dejarnos influir por los prejuicios. Por el bien del futuro, estamos obligados a unir lo antiguo con lo nuevo. Lo que necesitamos es una convivencia mejor y más pacífica de la medicina académica más desarrollada y los métodos de tratamiento complementarios. De los distintos campos de la medicina natural y las artes curativas tradicionales y alternativas, podemos aprovechar elementos esenciales y también más económicos para una futura medicina integral.

En la actualidad, las condiciones para esta colaboración médica a través de épocas y culturas son más favorables que nunca. Hasta el momento, la medicina académica no ha sido un sistema cerrado de teoría médica, y por ello, la sociedad del conocimiento supone una oportunidad única para crear una medicina integradora e intercultural. La medicina china o el ayurveda, la terapia herbal o la farmacéutica científica, los masajes musculares, del tejido conectivo o la reflexología podal, la osteopatía o el examen físico, la cirugía y la medicina de laboratorio, el diagnóstico radiológico, la medicina ambiental o la social, la psicología o la psiquiatría: todas comparten el objetivo de ayudar a las personas, generar bienestar, cuidar y sanar. Una medicina meramente basada en la evidencia, cuya principal preocupación fuera probar su propia excelencia, podría a fin de cuentas obstaculizar su propio cometido.

Incluso para uno de mis ancestros, el médico Carl Abraham Hunnius, de quien he hablado al principio de este libro, hubiera sido impensable encerrarse en la torre de marfil de sus conocimientos médicos y aislarse así de todo lo desconocido. El hecho de copiar los métodos naturales de los pescadores del Báltico no le restaba ninguna dignidad profesional. Con la fangoterapia que desarrolló, participó en la fundación de los tratamientos de agua, un método alternativo que acabó siendo reconocido por la medicina convencional, sobre todo gracias al trabajo de Sebastian Kneipp. De ellos forma parte la balneología, que desde hace tiempo se incluye en el espectro de especialidades médicas. Un buen ejemplo de que es posible incorporar elementos de las técnicas tradicionales y la medicina natural en la facultad de medicina. ¿Por qué no iba a poder ocurrir lo mismo con muchos otros aspectos en el futuro?

Las condiciones son inmejorables. En mi opinión, el modelo de la salutogénesis es el que más se acerca a la idea de una medicina integral que logre superar una visión meramente biologista y científica en el futuro. Este enfoque nos concibe como seres vivos dotados de una noción de sentido. La lógica del defecto y la reparación es incompatible con la medicina. Se entiende el estado objetivo y subjetivo de una persona, además del aspecto científico, en consonancia con las propias posibilidades y metas, y también en relación con las condiciones externas, sociales, culturales, económicas y ecológicas. Se potencia la prevención y preservación de la salud, se impulsa una activación del paciente teniendo en cuenta las posibilidades de cada individuo; se fomenta una medicina dialogante y se eliminan con cuidado los factores de riesgo. El bienestar, la competencia y la independencia en todas las actividades de la vida, lo que para mí incluye la dimensión espiritual, constituyen un objetivo que no se puede lograr en un sentido limitado. Al contrario, nos encontramos en una transición constante y dinámica entre la salud física y mental y la enfermedad, en un estado intermedio continuo, más o menos pronunciado, entre la «no enfermedad» y, a la vez, la «no salud». A mi modo de ver, esta transición está representada del modo más sencillo y emblemático en el símbolo del yin-yang de los chinos. Porque de eso se trata, del bienestar de la vida individual desde el principio hasta el final de la vida, en todas las fases de la vida.

SALUTOGÉNESIS   La salutogénesis —del latín *salus*, «salud» y *genesis*, «origen»— es en cierto sentido la disciplina complementaria de la patogénesis, y por tanto se pregunta qué condiciones deben cumplirse para recuperar o conservar la salud. El término fue acuñado a finales de los años setenta por el sociólogo médico estadounidense Aaron Antonovsky. Estaba convencido —y en esto coincidía con los sanadores de todas las medicinas tradicionales— de que la salud no es un estado, sino un proceso que depende básicamente de tres factores: 1) la sensación de que puedo manejar mi propia vida,

2) reconocer que mi vida tiene un sentido, y 3) entender los acontecimientos de mi vida. Todas las personas se mueven en un continuo entre salud y enfermedad y nunca se hallan por completo en lo uno ni en lo otro.

Nuestra medicina académica ha creado todas las condiciones necesarias para la síntesis de los más diversos métodos de curación gracias a los maravillosos hallazgos de las ciencias empíricas, de la microbiología, la inmunología y la genética, de la psicosomática, las neurociencias y la cirugía, así como la oftalmología y la odontología. No deberíamos seguir posponiendo esta tarea y haríamos bien en comprender finalmente el lenguaje y los contenidos de los demás sistemas de curación, y liberarnos del lastre ideológico. Si lo conseguimos, nada debería interponerse en el camino hacia una medicina mundial. Una teoría médica integral que combine los hallazgos y conocimientos médicos de las distintas culturas, lo antiguo y lo nuevo, para crear una medicina humana del futuro. ¡Este es mi propósito desde hace mucho tiempo!

El juramento hipocrático

(según la Convención de Ginebra de 1948)

En el momento de ser admitido entre los miembros de la profesión médica, me comprometo solemnemente a:

- Consagrar mi vida al servicio de la humanidad.
- Otorgar a mis maestros el respeto y la gratitud que merecen.
- Ejercer mi profesión a conciencia y dignamente.
- Velar ante todo por la salud de mi paciente.
- Guardar y respetar los secretos confiados a mí, incluso después del fallecimiento del paciente.
- Mantener, por todos los medios a mi alcance, el honor y las nobles tradiciones de la profesión médica.
- Considerar como hermanos y hermanas a mis colegas.
- No permitir que consideraciones de edad, enfermedad o incapacidad, credo, origen étnico, sexo, nacionalidad, afiliación política, raza, orientación sexual, clase social o cualquier otro factor se interpongan entre mis deberes y mi paciente.
- Velar con el máximo respeto por la vida humana; no emplear mis conocimientos médicos para violar los derechos humanos y las libertades ciudadanas, incluso bajo amenaza.

Hago estas promesas solemne y libremente, bajo mi palabra de honor.

El juramento hipocrático

La medicina
de principio a fin:
una pequeña guía

Guía médica 1, de la A a la Z: métodos curativos tradicionales y alternativos de todo el mundo

Los métodos curativos tradicionales o alternativos son tratamientos que no forman parte de la medicina convencional y se han desarrollado de modo externo, en paralelo y, en muchos casos, antes de la aparición de la medicina alopática o académica. Puesto que generalmente se aplican en paralelo al tratamiento médico convencional, también se los conoce como «complementarios». El clásico argumento de que no existen pruebas de la eficacia de estos métodos ya ha sido refutado por numerosos estudios, además de por su aplicación práctica en innumerables pacientes en todo el mundo. Sin embargo, todavía hay muchos métodos sobre los cuales carecemos de datos científicos convincentes.

Todos los métodos de curación tradicionales y alternativos, independientemente de las diferencias entre sí, comparten un mismo enfoque integral. Para prevenir las enfermedades, tratarlas y hacer su seguimiento, la medicina no solo debe ocuparse del cuerpo, sino que también debe atender y tratar la mente y el espíritu. Solo cuando todos los elementos (cuerpo, mente, espíritu y entorno social) se encuentren en un buen equilibrio, podrá regularse el bienestar mental y por tanto también el físico.

Acupuntura

La acupuntura, del latín *acus*, «aguja» y *punctura*, «punción», es decir, la punción con agujas en determinadas áreas de la piel, es un método de tratamiento de la medicina tradicional china que se practica desde hace más de dos mil años. Parte del supuesto de que hay una energía vital, llamada «chi», que circula por el cuerpo a través de unos canales definidos, los meridianos. Los trastornos de este flujo de energía causan enfermedades y deben resolverse mediante punciones específicas. Aún no se sabe con exactitud cómo funciona la acupuntura, pero su eficacia es conocida no solo por la experiencia milenaria de su práctica, sino que recientemente se ha demostrado en estudios clínicos, por lo que a día de hoy algunas aseguradoras de salud asumen los gastos del tratamiento.

Acu-taping

El *acu-taping* es un método desarrollado en Japón que se basa en la medicina china tradicional. Es una especie de masaje del tejido conectivo con tiras adhesivas elásticas que se pegan a lo largo de los meridianos —cuya existencia todavía no está demostrada—, que enlazan los puntos de acupuntura definidos. Con el movimiento, estas vendas adhesivas envían a través de la piel estímulos terapéuticos a los músculos, la fascia y los ligamentos en profundidad, y también estimulan el flujo linfático. Una o dos veces por semana se cambia la cinta; es posible bañarse y nadar con las cintas puestas. El *acu-taping* ha dado buenos resultados en la terapia del dolor de espalda y se usa también en el tratamiento del dolor de cabeza, de cuello y de articulaciones.

Amuleto

Los amuletos son objetos a los que se les atribuye la propiedad de ahuyentar la mala suerte. Existen en todo el mundo. En la medicina de los pueblos primitivos, entre sus muchas otras funciones, se atribuía a los amuletos una función preventiva y la capacidad de ahuyentar las enfermedades. En algunos casos, también se pensaba que los amuletos podían curar enfermedades ya desarrolladas. Las tribus ayoreas en Sudamérica utilizan palos para ahuyentar las enfermedades. El chamán de Njanomada en Australia utiliza los llamados cordones trascendentales para protegerse de las epidemias.

Arcilla medicinal

Las propiedades curativas de la arcilla eran conocidas en la Antigüedad. Ya en el año 2000 a.c., los egipcios aprovechaban el barro que quedaba en las orillas tras las inundaciones del Nilo. Se frotaban con él y así aliviaban el reumatismo y las inflamaciones de la piel. El poder curativo de la arcilla no se dio a conocer en Alemania hasta fines del siglo XIX, principalmente de la mano de Sebastian Kneipp, Emanuel Felke y Adolf Just. La arcilla medicinal clásica consiste en arcilla seca y molida que se extrae de los depósitos glaciales. La roca se fue convirtiendo en un polvo fino por la fricción, la fragmentación y el desgaste. Esta materia prima no se procesa más que para secarla, molerla y cribarla. La arcilla medicinal puede usarse por vía externa para tratar problemas y enfermedades de la piel y por vía interna para aliviar molestias gastrointestinales. La arcilla medicinal no tiene una composición fija determinada. Dependiendo de su origen, puede presentar diferentes proporciones de minerales como ácido silícico, sales de calcio, de aluminio, de magnesio y de sodio, silicio, óxido de hierro, compuestos de manganeso y fosfatos. Debido a su gran superficie interna y su gran capacidad de absorción, la tierra medicinal puede absorber y unir muchas sustancias.

Aromaterapia

La aromaterapia tiene su origen en el químico francés e investigador de aromas René-Maurice Gattefossé (1881-1950), que descubrió el efecto de los aceites esenciales por accidente. Había sufrido una quemadura grave, y pudo aliviarla rápidamente con aceite de lavanda. Esto dio lugar a la producción de jabones desinfectantes, perfumes y aceites aromáticos. Las propiedades curativas y antisépticas de plantas aromáticas, resinas y aceites ya se conocían en el Antiguo Egipto, Mesopotamia y la Antigua Roma. En muchas culturas, los aromas vegetales y las esencias aromáticas se utilizaban para el cuidado del cuerpo y la inhalación, para masajes, baños o saunas, como desinfectante o como incienso o mirra en los rituales religiosos. Los aromas actúan en una de las partes más antiguas de nuestro cerebro, el centro olfatorio, que como sabemos hoy en día se sitúa en el sistema límbico, nuestro «centro sensorial». Desde aquí se desencadenan las reacciones inconscientes del cuerpo y se controlan las neurotransmisiones. Los aromas pueden ejercer una influencia sobre las emociones y los estados de ánimo, pero también sobre la respiración o los latidos del corazón.

Artes marciales

En las diversas artes marciales, sobre todo las de tradición asiática, el primer plano no lo ocupa la competencia deportiva, sino un estilo de vida consciente y saludable, y un fortalecimiento del cuerpo y la mente. La concentración, la meditación y la autodisciplina son tan importantes como la fuerza y la velocidad.

Auriculoterapia

La auriculoterapia se basa en el supuesto de que a través de la oreja pueden tratarse los problemas de salud de todo el cuerpo. Cada parte del cuerpo se vincula a una zona del pabellón de la oreja; la superficie de la oreja constituye una zona refleja en la que se proyectan todos los órganos. Esto forma un sistema de 108 puntos de acupuntura. A diferencia de la acupuntura, que se ocupa de todo el cuerpo, en la auriculoterapia las señales emitidas actúan directamente sobre las estructuras cerebrales centrales a través de un número reducido de circuitos nerviosos. Así, la auriculoterapia logra un efecto muy rápido. En China, esta forma de acupuntura se practica por lo menos desde el 100 a.C., pero no se investigó científicamente hasta después de 1950. El primero que la investigó en Europa fue el médico francés Paul Nogier. Él fue quien desarrolló esta variante de la acupuntura con el nombre de auriculoterapia. Existen tres escuelas de auriculoterapia: china, francesa y vienesa.

Ayurveda

El término *ayurveda* en sánscrito significa «conocimiento de la vida» y designa el arte curativo tradicional de la India, cuyas raíces se remontan al segundo milenio antes de Cristo. Hasta el momento presente sigue siendo un elemento central de los sistemas sanitarios de la India, Sri Lanka y Nepal, principalmente. El ayurveda es una combinación de conocimiento práctico y filosofía y, por tanto, sigue un planteamiento integral según el cual la vida está determinada por la interacción de cuerpo, mente, espíritu y entorno. Este enfoque terapéutico se basa en la presencia de tres fuerzas fundamentales en las personas. Las enfermedades surgen cuando la interacción de estos principios se desequilibra. Todos los tratamientos ayurvédicos —una dieta saludable, remedios herbales, masajes, baños de vapor, enemas y otros medios laxantes, yoga y meditación— apuntan a un estilo de vida consciente y éticamente responsable. La fuerza del ayurveda como medicina natural consiste en el tratamiento temprano de las molestias y en aliviar las dolencias crónicas.

Baño galvánico

En la segunda mitad del siglo XIX, el maestro curtidor Heinrich Stanger descubrió con sus experimentos que el proceso de curtido mejoraba con el uso de corriente eléctrica. Tras este descubrimiento, fundó una curtiduría eléctrica en Ulm (Alemania). Con el trabajo en las nuevas instalaciones de curtido, la gota que sufría su padre Johann mejoró milagrosamente, con lo cual Heinrich Stanger decidió tratar a otros enfermos de gota y reumatismo con sus aguas sometidas a corriente continua. En 1899, tras haber obtenido grandes resultados, abrió el primer centro de baño galvánico en Ulm con el médico Emil Hartmann. El efecto de dicho baño galvánico, también llamado «baño hidroeléctrico», se basa en una mejora significativa de la circulación en la piel y los músculos, lo cual estimula el metabolismo, reduce el tono muscular y alivia el dolor. Este tratamiento ha mostrado efectos beneficiosos para tratar problemas circulatorios, reumatismo o ciática. El baño hidroeléctrico no es aconsejable para pacientes con problemas cardíacos agudos o enfermedades febriles debido a su combinación de calor y electricidad.

Baños de lodo

Paracelso ya advirtió las propiedades del lodo (para ser exactos, de la turba, porque el término «lodo» solo describe el biotopo). Los baños de turba mantienen el calor por mucho tiempo. Un baño de turba de veinte minutos hace que la temperatura corporal aumente unos dos grados. Esta fiebre artificial favorece al sistema inmunológico, estimula el metabolismo y equilibra el sistema nervioso autónomo. Además, los músculos se relajan gracias al calor. Las aplicaciones terapéuticas de los baños de turba son, por ejemplo, el reumatismo, la artrosis, la osteoporosis, enfermedades ginecológicas, enfermedades inflamatorias de las articulaciones y los síntomas de la menopausia. La turba tiene efectos calmantes y estimulantes. La turba contiene también sustancias antiinflamatorias como el ácido húmico. Igualmente, se han obtenido resultados sorprendentes con la aplicación de cataplasmas de barro caliente —para dolores de espalda— o frío —para aliviar dolores agudos de articulaciones—. La turba que se usa para ello es orgánica y puede reincorporarse al ciclo ecológico.

Baños termales

Las aplicaciones de calor, especialmente los baños termales, cuentan con una larga tradición en todas las culturas. Los baños se valoraban especialmente en la Antigua Roma. Desde allí se extendieron por toda Europa. También en Japón, Islandia y muchos otros lugares del mundo se han apreciado las propiedades curativas de las aguas termales desde tiempos inmemoriales. Un baño termal aumenta la temperatura corporal de todo el cuerpo, lo cual reactiva el metabolismo, mejora la circulación sanguínea y el abastecimiento de los tejidos. Como resultado, se fortalece el sistema inmunológico. En general, el calor tiene efectos positivos en el bienestar de las personas, y también ayuda contra el estrés y la tensión. En particular, los baños termales se recomiendan para aliviar enfermedades reumáticas y artritis, así como para prevenir los resfriados, la gripe o los trastornos circulatorios. No obstante, las personas con inflamaciones, enfermedades infecciosas agudas, enfermedades cardiovasculares, trombosis venosa o varices deben abstenerse de tomar baños termales.

Baño turco

La cultura del hamán o baño turco, de siglos de antigüedad, surgió durante el Imperio otomano y tiene sus orígenes en la Anatolia Central y en Estambul. La palabra árabe *hammam* significa «calentar, bañar» e implica los conceptos de relajación, bienestar y limpieza. El baño turco de vapor sigue un ritual establecido. El masajista enjabona el cuerpo varias veces, lo frota con un guante para exfoliarlo y lo lava con agua. Además de la transpiración y los chorros de agua caliente, en el *hammam* resulta fundamental el papel del *tellak* o la *natir*, asistentes de baño y masajistas. El tratamiento purificador del baño turco se compone de una limpieza con jabón duro, un *peeling* con un guante de seda cruda y un masaje. Después de visitar el baño de vapor caliente, hay un periodo de descanso y recuperación en una habitación más fresca. Para terminar la ceremonia, suele servirse té y fruta fresca. Visitar un baño de vapor turco puede aumentar el bienestar general, aliviar la tensión muscular y estimular la circulación sanguínea en la piel. De todas maneras, el baño turco está contraindicado para personas con inflamaciones, enfermedades infecciosas agudas o ciertas enfermedades cardiovasculares.

Belladona

La belladona pertenece a la familia de las solanáceas. Sus hojas y raíces contienen alcaloides que ejercen un efecto anticonvulsivo y relajante en algunas partes del organismo. Por lo tanto, el extracto de belladona (atropina) se usa sobre todo para tratar los espasmos y el dolor de cólicos en el tracto gastrointestinal o en el conducto biliar. Los médicos faraónicos del Antiguo Egipto ya conocían las virtudes de la belladona. La atropina se usaba principalmente como dilatador de pupila, en la elaboración de cosméticos para mujeres, con el fin de conseguir unos ojos negros y grandes. Hoy, en cambio, se usa como preparación para la oftalmoscopia. La belladona es venenosa.

Cabaña de sudar

El ritual de la cabaña de sudar estaba muy extendido entre las antiguas tribus indias norteamericanas, pero también aparece en otras culturas. No solo purifica el cuerpo (como la sauna), sino que además tiene un aspecto espiritual. Con él se busca realizar una limpieza general; la sudoración unida a la oración ejercerían una limpieza externa e interna, así como una reunificación con el espíritu. Se cava un hoyo en medio de la cabaña donde se colocarán las piedras calientes durante la ceremonia. Se prende un fuego con ramas gruesas apiladas en varias capas y las piedras se calientan hasta que alcanzan la incandescencia y adquieren un brillo rojo. Se esparcen hierbas por encima de las piedras y luego se rocían con agua. El ritual de la cabaña de sudar se acompaña de oraciones, a veces con tambores y cantos, y suele estar guiado por un chamán. La ceremonia se compone de varias rondas. Después de cada ronda, se abre la cabaña para que entre aire nuevo y frío.

Cataplasmas

Las cataplasmas para la fiebre aplicadas en las pantorrillas son las más conocidas, pero también se usan con otros fines. Para afecciones leves como los resfriados, las cataplasmas son una forma efectiva de activar las fuerzas del propio cuerpo. Se hace una distinción entre las cataplasmas o compresas calientes y frías. Las calientes favorecen la circulación de la sangre y tienen un efecto antiespasmódico, mientras que las frías combaten el calor, y por tanto, reducen la fiebre y alivian la inflamación. Las cataplasmas suelen consistir en una tela exterior y otra interior. Las telas naturales como el lino, el algodón o la lana son ideales para este uso; en cambio, no deben emplearse telas sintéticas, ya que no dejan pasar el calor ni la humedad. Las cataplasmas en la pantorrilla se usan para bajar la temperatura corporal, y en los pies para tratar torceduras, dificultad para conciliar el sueño y dolores de cabeza. También pueden usarse para resfriados o molestias en las articulaciones (mezcladas con arcilla medicinal, o si son crónicas, con harina de mostaza). Las cataplasmas son uno de los remedios caseros de la abuela. Vinzenz Prießnitz (1799-1851) y Sebastian Kneipp (1821-1897) integraron con éxito el uso de cataplasmas en su medicina natural. Cada vez más se están redescubriendo sus beneficios, por ejemplo, para aliviar dolores de barriga y de vientre, así como de cuello y de espalda.

Chakras

Según las enseñanzas hindúes, los chakras (palabra que significa «rueda» o «círculo» en sánscrito) son centros de energía situados en el cuerpo humano. Por lo general, se habla de siete chakras, que están localizados a lo largo del eje del cuerpo. Su acción y, sobre todo, la interacción entre ellos influye en la constitución mental de la persona. Desde un punto de vista médico (alternativo), es preciso restablecer la correcta interacción de los chakras siempre que esta se vea alterada. Uno de los objetivos del yoga y de diversas técnicas de meditación es la armonización de los chakras y, por lo tanto conseguir, un equilibrio óptimo de cuerpo, mente y espíritu.

Chamanismo

Es muy difícil dar una única definición de chamanismo, ya que el papel de los chamanes en todas las culturas siempre ha sido muy variado. Así pues, sus funciones comprenden la sanación, la ofrenda de sacrificios, la preservación de la tradición mediante historias y canciones, la adivinación y el acompañamiento espiritual. La perspectiva chamánica se basa en la creencia de que el ser humano forma parte del universo y de que el mundo que conocemos se encuentra en constante interacción con un mundo para nosotros desconocido, en el que habitan demonios y espíritus. El chamán conseguiría acceder a ese mundo oculto —quizá con un estado de trance— y desarrollaría allí su poder curativo, averiguando las causas de la enfermedad y tomando las medidas necesarias para combatirlas, muchas veces con la ayuda de curanderos.

Cintas kinesiológicas

Durante mucho tiempo, los vendajes solo sirvieron para inmovilizar y estabilizar las articulaciones después de sufrir una lesión. A principios de los años setenta, el médico y quiropráctico japonés Kenzo Kase desarrolló las cintas kinesiológicas. Con una pequeña novedad: utilizaba vendas elásticas. A diferencia de los vendajes rígidos, las cintas kinesiológicas o *Kinesio tapes* (el término se compone de *kinesis*, «movimiento» en griego, y *tape*, «cinta» en inglés) se pegan sobre las zonas musculares o articulares previamente estiradas. Si el músculo o la articulación se mueve, la piel permanece adherida a la cinta, y se produce así un desplazamiento permanente de la piel contra el tejido subcutáneo. De esta manera, se estimulan áreas de los músculos, ligamentos o articulaciones, y además se favorece el flujo de la linfa, y con ello se origina su efecto terapéutico. Como el dolor suele disminuir de inmediato, se evitan cambios posturales y consecuencias como las contracturas.

Climatoterapia

El punto de partida de la climatoterapia son los efectos que provoca un cambio de clima temporal en las personas. El cuerpo tiene que adaptarse a las nuevas condiciones, como el sol y el viento, por ejemplo, y esto refuerza el sistema inmunológico. Se cree que resultan beneficiosos para la salud los cambios en las condiciones de humedad, temperatura, fuerza del viento, radiación ultravioleta e inhalación de ciertas micropartículas del aire (por ejemplo, en la aerosolterapia, al inspirar brisa marina y su contenido en sal). Para este tipo de terapia son especialmente recomendados el clima costero y marítimo o el de las montañas de altura media y alta. La climatoterapia suele aplicarse para tratar enfermedades que afectan a la piel y al sistema respiratorio. Antiguamente, la climatoterapia se usaba sobre todo para tratar la tuberculosis, pero hoy en día suele combinarse con otros procedimientos terapéuticos para curas de balneario o de rehabilitación.

Cura de aguas

El principio de la cura de aguas se basa en una lógica simple: el agua es la base para desintoxicar y purificar el cuerpo humano. Para las curas de agua se utiliza principalmente agua medicinal, que nace de manantiales subterráneos en capas de roca profundas. Dependiendo del tipo de roca, el agua puede estar enriquecida con distintos minerales como potasio, sodio o magnesio, y en concentraciones diferentes. El agua medicinal favorece las funciones metabólicas. Se usa para prevenir o curar problemas de estómago, intestinos, corazón, circulación y riñones. En las curas de agua, el agua no se bebe para calmar la sed, sino que se consume a sorbos de manera regular a determinadas horas del día. Si ha de beberse por la mañana o por la noche, fría o caliente, con o sin ácido carbónico, dependerá del efecto deseado. La historia de las curas de agua comenzó en el siglo XVI en Karlsbad. Durante mucho tiempo, lo más importante allí fueron los baños, pero en el siglo XVIII la tendencia se fue decantando hacia las curas de agua. Entonces, las curas de agua se convirtieron en un evento social, especialmente entre las clases altas, y pasaron a formar parte de las curas medicinales de balnearios como Baden-Baden o Bad Driburg.

Cura de Mayr

La cura de Mayr, que lleva el nombre del médico austriaco Franz Xaver Mayr (1876-1965), se centra en la depuración del intestino. Se parte de la base de que la salud general está estrechamente vinculada con la digestión, por lo que los problemas digestivos crónicos son causa de enfermedades y de un envejecimiento prematuro. Así pues, en la dieta Mayr primero debe descongestionarse el intestino para que tenga tiempo de limpiarse y regenerarse. Conforme a la propuesta de F. X. Mayr, esto puede lograrse con un ayuno o una cura de pan y leche o requesón. La cura de F. X. Mayr se basa en los tres principios de reposo, depuración y entrenamiento. Este tratamiento también contempla dedicar más tiempo a las comidas. Cada bocado debe masticarse bien antes de tragarlo, hasta que esté bien triturado y mezclado con saliva; esta es la única forma de lograr una digestión completa. La cura de F. X. Mayr puede ser útil en casos de trastornos gastrointestinales, cambios en la dieta y cambios metabólicos causados por niveles altos de grasa o colesterol en la sangre. Según la medicina natural, el pulmón y el intestino están estrechamente vinculados. Por ello, la descongestión del intestino puede servir también para mejorar algunas enfermedades respiratorias.

Curación por la fe

La curación a través de la fe incluye varias formas de terapia que se practican a través de la influencia espiritual, religiosa o psicológica. Al parecer, el poder curativo de la fe también se consigue con la imposición de manos, la oración, el exorcismo, el chamanismo o el uso de amuletos y reliquias. Con el florecimiento de la medicina académica, el concepto de «curación por la fe» fue prohibido del paradigma médico dominante. Los elementos de la curación a través de la fe pueden encontrarse también en la parapsicología y la medicina popular. En contextos científicos, la curación a través de la fe se aborda en la investigación sobre el poder de la sugestión.

Curry

El curry no es una sola especia, sino una mezcla. Tiene su origen en la India y se compone de muchas especias diferentes, a veces hasta treinta. Por tanto, existe un gran número de recetas de curry distintas. Entre los ingredientes principales del curry encontramos la cúrcuma, la pimienta negra, la pimienta de cayena (chile), el cilantro, el comino y el fenogreco. Otras especias que se agregan en menor cantidad son el clavo, la canela, la nuez moscada, el ajo, el jengibre, la mostaza, el cardamomo y el pimentón. Algunas culturas del Sudeste Asiático sazonan su comida desde hace siglos con muchas especias diferentes para dar el sabor deseado a sus platos. Según han descubierto algunos estudios, el curry puede prevenir las enfermedades modernas, mitigar la inflamación, estabilizar el colesterol y mejorar la diabetes. Al parecer, sus efectos podrían resultar beneficiosos incluso para enfermos de cáncer. Sus propiedades saludables dependerán de los ingredientes específicos que contenga cada mezcla de curry en polvo.

Danzaterapia

La danza es un estímulo que ayuda a relajarse emocional y físicamente. La música conmueve el espíritu y libera las tensiones mentales. La danzaterapia se originó en los años cuarenta en Estados Unidos y llegó a Europa en los años ochenta. La danzaterapia no consiste en saber bailar o en practicar la danza profesional, se trata más bien de, a través de la danza, hacer conscientes los sentimientos subconscientes que tenemos reprimidos, y poder así trabajar con ellos. El movimiento y las experiencias de movimiento constituyen la base de esta técnica. El terapeuta puede inferir la situación psíquica de sus pacientes a partir de sus patrones individuales de movimiento, por ejemplo, si expresan agresión, miedo, afecto, desesperación, rigidez. La danzaterapia se ofrece como terapia individual o grupal, según cuál sea la situación concreta del paciente y los objetivos de la terapia. Se desaconseja la danzaterapia a pacientes con experiencias corporales negativas, como las víctimas de una agresión sexual, o también a personas con problemas de salud mental, para las que ciertos movimientos podrían agravar los sentimientos negativos.

Diagnóstico por el pulso

El diagnóstico por el pulso es uno de los métodos de diagnóstico más antiguos y es fundamental en la medicina antigua, la tradicional china, el ayurveda y la medicina greco-árabe (unani). Hasta ahora la ciencia no ha logrado demostrar qué información proporciona el diagnóstico de pulso —a parte de medir el ritmo cardíaco—, por ejemplo, la «energía vital», el estado de determinados órganos o la presencia de enfermedades. Los estudios sobre la variabilidad de la frecuencia cardíaca podrían ofrecer nuevas perspectivas que explicaran las cualidades del pulso.

Fangoterapia

En la fangoterapia, como su nombre indica, se utiliza fango o barro con distintos fines terapéuticos. El origen de su aplicación médica se atribuye a Italia, donde también se usa la palabra «fango» para denominar este material. Ya en la Antigüedad se aprovechaban sus poderes curativos para el tratamiento de contracturas musculares, dolor de espalda, torceduras y dolores locales, así como para una regeneración general en baños termales de fango. Se construyeron balnearios famosos como el de Abano. Pero también conocemos el fango medicinal de origen volcánico en Alemania, por ejemplo el de Kaiserstuhl o el de Eifel, así como el de Estiria en Austria. Los fangos medicinales contienen magnesio, ácido silícico y arcilla. Dependiendo de la región, el barro se enriquece con agua salina, azufre, radón, algas u otros componentes, como microorganismos. El barro almacena calor durante mucho tiempo y lo va liberando lentamente, como ocurre en los pantanos. En medicina, los paquetes de parafina se mezclan con barro para reducir costes. Estos se pueden calentar en el horno. Sin embargo, el barro natural es superior al fango con parafina.

Hipnosis

La hipnosis es un proceso sugestivo practicado en muchas culturas; en las culturas tradicionales se trata de una experiencia espiritual o religiosa; en el chamanismo, aparece en forma de visualizaciones (meditativas) de curación y medidas terapéuticas. En el sistema académico occidental, la hipnosis fue desarrollada por el médico Anton Mesmer (1734-1815), de él procede el conocido término «mesmerismo». En su forma clínica actual, la hipnosis proviene del psicoterapeuta estadounidense Milton Erickson (1901-1981). En la hipnosis, el paciente alcanza un estado de extrema relajación física gracias a las indicaciones de un médico o terapeuta. Cuando el paciente se halla en este estado de trance, el terapeuta se centra en un tema específico que debe trabajarse. De esta manera, la atención se dirige a un único punto. Así se descubren sentimientos reprimidos y se sustituyen por sentimientos o imágenes positivas. Las aplicaciones psicoterapéuticas y médicas incluyen enfermedades agudas o crónicas, terapia del dolor, adicciones (sobre todo al tabaco), trastornos del sueño y problemas sexuales. La hipnosis también ha dado buenos resultados en odontología para superar el miedo al tratamiento.

Homeopatía

En la homeopatía, palabra derivada de *homoios* («igual»), se usan sustancias minerales y vegetales altamente diluidas, cuyos ingredientes sin diluir causarían síntomas similares a los que sufre el paciente. Este enfoque terapéutico se basa en la doctrina del médico alemán Samuel Hahnemann —«lo similar cura lo similar»— que surgió a finales del siglo XVIII, y a finales del siglo XIX ya se había extendido por todo el mundo. Todavía no cuenta con un respaldo científico.

Jin Shin Jyutsu

Se trata de un antiguo método de curación chino que fue recuperado por el japonés Jiro Murai (1886-1960) a principios del siglo pasado, quien también le dio su nombre actual (en japonés, «el arte del Creador amoroso a través del ser humano comprensivo y compasivo»). Esta técnica consiste en manipular veintiséis centros de energía, usando posiciones determinadas de las manos, para —de modo similar a la acupuntura o la acupresura— deshacer los bloqueos energéticos, equilibrar la energía vital o chi y activar el poder de autocuración del cuerpo. También se utilizan aquí los llamados «mudras», posiciones de manos y dedos concretas. Al flexionar, estirar y juntar los distintos dedos, la energía se dirige a partes específicas del cuerpo, a la vez que ejerce una influencia en la mente y la conciencia. Además, se concede importancia a la respiración consciente, especialmente a la exhalación.

Macrobiótica

El término, que tiene su origen en la Antigua Grecia (*makros*, «grande», *biotikos*, «relativo a la vida»), ya fue usado por Heródoto e Hipócrates y hace referencia a una alimentación que favorece una vida larga y saludable. Christoph Wilhelm Hufeland fue quien introdujo este término en territorio de habla alemana a finales del siglo XVIII. Más tarde, en gran parte debido a las teorías del japonés Georges Ohsawa, basadas en Hufeland, encontró seguidores en toda Europa, Asia y Estados Unidos. El estilo de vida macrobiótico da especial importancia a una dieta principalmente vegetariana. Sus partidarios recomiendan consumir cereales sin procesar (granos enteros y arroz) y evitar los productos de origen animal. Esta corriente suele rechazar la medicina académica occidental por limitarse a curar los síntomas. Por su parte, los médicos científicos desaconsejan la dieta puramente macrobiótica porque puede ocasionar graves síntomas de deficiencia.

Masaje linfático

La linfa es un elemento central de nuestro sistema inmunológico. Está compuesta en su mayor parte por agua de tejido, con la cual el organismo elimina sobre todo toxinas metabólicas y patógenos muertos. Si se altera el flujo linfático, se produce una obstrucción del líquido («edema linfático»), que puede eliminarse con suaves masajes en las zonas afectadas, como movimientos circulares, presiones giratorias y bombeos. El drenaje linfático manual desintoxicante sirve para mitigar los síntomas de migrañas, artrosis, gota o afecciones reumáticas, y también puede usarse como tratamiento de apoyo antes y después de las cirugías de cáncer, para prevenir o aliviar una obstrucción linfática. Actualmente existen dispositivos técnicos de drenaje linfático que se aplican para combatir la obesidad y la celulitis.

Masaje lomi-lomi

Lomi-lomi es el masaje tradicional hawaiano y una parte importante de la medicina tradicional local, una medicina natural ejercida por curanderos chamánicos. *Lomi* significa «frotar», «amasar» o «presionar»; la repetición de la palabra destaca su intensidad. A menudo con música de guitarra de fondo, los masajistas masajean el cuerpo y estiran la columna y las articulaciones sirviéndose del antebrazo, los codos, las manos y los dedos.

Masaje con piedras calientes

El masaje de presión con piedras calientes es conocido desde tiempos remotos en Asia, el Pacífico y América. Las piedras, normalmente de basalto, se calientan a una temperatura aproximada de sesenta grados y se colocan sobre el cuerpo, en puntos de acupuntura y zonas de dolor, y también se usan para realizar masajes. La combinación de calor y presión manual provoca una agradable relajación de los músculos.

Masaje sueco

El masaje sueco es la forma clásica de masaje que conocemos. Su iniciador fue el profesor de gimnasia sueco Pehr Henrik Ling (1776-1839) y consiste en trabajar directamente sobre ciertas regiones de la piel y los músculos mediante la presión manual y los estiramientos. Las técnicas manuales se aprenden en un ciclo formativo reconocido por el Estado; masajistas y fisioterapeutas las usan, por ejemplo, para aliviar la tensión muscular y las contracturas, los trastornos del sistema musculoesquelético o las enfermedades psicosomáticas relacionadas con el estrés. Los efectos del masaje son múltiples y están comprobados; abarcan desde una mejora de la circulación local y del metabolismo celular en el tejido, pasando por una relajación muscular y mental, hasta el alivio del dolor.

Como terapia médica, suele prescribirse un masaje corporal parcial, mientras que el masaje de cuerpo entero suele formar parte de un tratamiento de bienestar.

Masaje tailandés

El masaje tradicional tailandés es de origen indio y tiene sus raíces en el budismo, así como en las enseñanzas ayurvédicas de los canales de energía que atraviesan el cuerpo. Abarca estiramientos tomados del yoga, así como movimientos de presión que se realizan con las palmas de las manos, pulgares, codos, rodillas y pies. Según se ha demostrado, la combinación de masajes relajantes, estiramientos y digitopuntura estimula el metabolismo, favorece la respiración y la circulación sanguínea y puede ayudar a aliviar muchas dolencias como el dolor de espalda y de articulaciones.

Masaje del tejido conjuntivo

El masaje de tejido conjuntivo, al igual que la reflexología, se basa en la creencia de que todos los órganos, músculos y vasos están conectados con regiones específicas de la superficie de la piel y del tejido subcutáneo, las zonas del tejido conjuntivo. Mediante la estimulación manual (tratamiento con presión) de estas regiones, que puede resultar bastante dolorosa, se provocan reacciones en los órganos internos correspondientes, lo cual puede tener un efecto relajante, analgésico o estimulante de la circulación. Este tipo de masaje tiene obvios paralelismos con la tradición del masaje ayurvédico, el masaje tailandés y la medicina china (sobre todo el tuina).

Medicina antroposófica

La medicina antroposófica se remonta al fundador de la antroposofía Rudolf Steiner (1861-1925). Steiner exponía los principios de la medicina antroposófica en su libro *Fundamentos para una ampliación del arte de curar*, escrito junto a la médica holandesa Ita Wegmann y publicado en 1925. Según su teoría, la medicina debe observar cuatro niveles: el cuerpo físico, que puede ser descrito en términos físicos; el cuerpo etéreo, que representa al cuerpo animado; el cuerpo astral, que poseen personas y animales; y el yo, la parte imperecedera de los seres humanos. Además de la descripción científica del cuerpo físico, a los otros niveles del ser humano les corresponden formas de conocimiento especiales (imaginación, inspiración e intuición). La salud y la enfermedad están determinadas por una interacción adecuada o problemática entre los cuatro niveles. La tarea de la medicina antroposófica consiste en restaurar una correspondencia adecuada de los cuatro niveles. Entre los métodos terapéuticos empleados está el uso de fármacos diluidos de origen vegetal, mineral y animal, como en la homeopatía, aunque no solo se contemplan el grado de dilución y el modo de agitarlos, sino también aspectos de la situación de los astros y el momento del día en que se elaboran las sustancias. Otros medios de terapia son la euritmia (un tipo de terapia de movimiento), la dietética, el masaje rítmico, ejercicios de respiración, canto, lectura de cuentos y baños medicinales. Los componentes artísticos de la terapia están destinados a restablecer la capacidad de autorregulación del paciente. La efectividad de la medicina antroposófica todavía no ha podido demostrarse en términos científicos.

Medicina de los indios americanos

Al igual que ocurre con los sistemas médicos tradicionales de Asia, la armonía de cuerpo, mente y espíritu también caracteriza a la medicina de los indios americanos. Si se altera el equilibrio entre el entorno natural y el social, la persona se enferma. Entonces, es necesario restaurar la armonía para que el enfermo sane. Para ello, no basta con tratar solo el cuerpo, sino que el proceso de curación debe contemplar todas las áreas de la vida. Esto se logra sobre todo con la celebración de ciertos rituales que fortalecen la cohesión de la comunidad y estimulan el poder de autocuración del individuo.

Medicina hawaiana

La medicina hawaiana (ho'omana) no se centra en curar enfermedades, sino en favorecer la buena salud, para lo cual son igualmente importantes el cuerpo y la mente. Los actos y los pensamientos negativos provocan tensiones en el cuerpo. La armonía solo puede restablecerse con un análisis consciente de estos elementos. Un ejemplo evidente de ello es el ritual reconciliador Ho-oponopono, un método de resolución de conflictos afín a la medicina psicosomática. En caso de disputa o enfermedad, los enfrentados se reúnen con terceros o con miembros de la familia para averiguar qué puede haber causado un determinado problema. La mediación recae sobre los kahunas, una especie de curanderos y sabios que —de modo similar a los chamanes de los pueblos indígenas— están conectados con una dimensión espiritual. La medicina hawaiana incluye tratamientos con plantas medicinales, así como elementos de meditación, musicoterapia y masajes, por ejemplo, el lomi-lomi.

Medicina Kampo

Kampo es una medicina herbal japonesa que se desarrolló como una variante independiente de la medicina tradicional china a partir del siglo I. En el Japón actual, solo les está permitido ejercerla a los médicos. Estos efectúan un diagnóstico de lengua, pulso y/o abdomen y conforme a él prescriben unos preparados a base de plantas medicinales. Estos pasan estrictos controles y, desde los años sesenta, están reconocidos como medicamentos por el Seguro Sanitario Nacional de Japón.

Medicina de santa Hildegarda

Según los propios representantes de esta doctrina, la después abadesa Hildegarda de Bingen fundó la medicina natural europea por mandato divino alrededor del año 1100. Así lo relata en su obra fundamental *Las causas de las enfermedades y su tratamiento*. Con ella, surgía en la tradición cristiana occidental un enfoque médico que concebía al ser humano en su conjunto. Cuerpo, mente y espíritu se unían en un contexto religioso cristiano con instrucciones concretas para la curación física, mental y espiritual y sobre el estilo de vida. La medicina de santa Hildegarda se compone de cuatro elementos fundamentales: medicina nutricional, medicina herbal, procedimientos de evacuación y psicoterapia cristiana. El apartado de medicina herbal comprende mil ochocientas recetas. Los procedimientos de evacuación abarcan el ayuno y la sudoración regulares, sangrías y aplicación de ventosas en fases específicas de la luna seguidas de una dieta especial. Su clasificación tipológica debe entenderse como una especie de psicoterapia: define treinta y cinco virtudes y vicios que son responsables de la felicidad y la salud. La enfermedad es causada por una falta de amor, esperanza, misericordia y valentía. La falta de vitalidad y optimismo debilita el equilibrio mental y el sistema de defensa corporal.

Medicina psicosomática

La medicina psicosomática, como un enfoque terapéutico integral, trata las causas psicológicas y sociales de las enfermedades. Conocemos estas interacciones físicas y mentales de sobra en nuestra vida cotidiana: sudor frío, aumento de la presión arterial durante el estrés, etc.; y son indiscutibles también para la medicina académica.

Medicina tibetana tradicional

La medicina tibetana tiene alrededor de tres mil años de antigüedad y en muchos aspectos se asemeja a la medicina tradicional china y al ayurveda indio. Su principal objetivo consiste en mantener o restablecer el equilibrio de cuerpo, mente y espíritu, ya sea de forma preventiva a través de una dieta adecuada y una conducta (social) correcta, ya sea de forma terapéutica mediante el uso de remedios y tratamientos externos como masajes, ventosas o baños. La herramienta de diagnóstico principal es el diagnóstico por el pulso.

Medicina tradicional china

La medicina tradicional china es una medicina de base filosófica que se ha desarrollado durante varios milenios y su área de distribución abarca toda la región del Este asiático, con algunas variantes específicas en algunos países. La atención se centra en la energía vital o chi, cuya estabilidad y «flujo libre» depende del equilibrio de las fuerzas opuestas yin y yang. Los principales procedimientos terapéuticos (cinco pilares) son la terapia de plantas medicinales, la acupuntura, las técnicas de masaje como el tuina o el shiatsu, los ejercicios físicos como el taichí y el chikung y las dietas de prescripción individual.

Medicina unani

Unani es el término comúnmente usado en la India para designar la medicina greco-árabe. Esta combinación de diferentes sistemas médicos procede de la recepción y el desarrollo de la medicina griega antigua por parte de los médicos y eruditos árabes, cuyas enseñanzas se complementaron en el subcontinente indio con elementos ayurvédicos. La medicina unani sigue enseñándose hoy en día en las universidades de la India, Pakistán y Afganistán como un enfoque integral basado en la doctrina de los elementos.

Meditación

A lo largo de milenios, se han ido desarrollando diversas formas de meditación. Podrían dividirse en dos grandes bloques, las orientales y las occidentales. Las formas de meditación orientales incluyen la meditación zen y la vipassana, ambas meditaciones budistas de atención pasiva, y la forma de meditación en movimiento más popular en Occidente, el yoga. El objetivo de todas las formas de meditación es la concentración, desprenderse de todos los pensamientos y sentimientos, y la observación de uno mismo, una técnica con la que se aflojan las tensiones musculares y se mejora la irrigación sanguínea de los órganos. No obstante, deshacerse de sensaciones desagradables requiere mucha práctica, por ello algunas formas de meditación como el yoga han de realizarse con la ayuda de un instructor al principio.

Método Kneipp

Como en la medicina ayurvédica india, la interacción del cuerpo y la mente ocupa un papel central en la enseñanza del cura algoviense Sebastian Kneipp (1821-1897). Su hidroterapia se basa principalmente en los estímulos de temperatura: la aplicación de frío, calor y la alternancia entre ambos mejora la circulación de las distintas partes del cuerpo y estimula los procesos metabólicos.

Minerales y cristales

Las piedras preciosas son muy valoradas, no solo por su belleza externa, sino porque además se les atribuyen poderes curativos. En la cristaloterapia, se utilizan piedras preciosas y semipreciosas para curar enfermedades. Según afirman sus seguidores, el poder curativo de las piedras consiste en su estructura cristalina, con una disposición específica de los átomos, desde los que se emiten vibraciones. La cristaloterapia parte de la base de que cada tipo de gema tiene unos efectos distintos determinados por su patrón de vibración. Esas oscilaciones de las piedras preciosas se encontrarían en el rango de frecuencia de las células de nuestro cuerpo y ejercerían una influencia positiva en la función celular y, por lo tanto, en la salud y el bienestar. Sin embargo, no existen datos científicos que demuestren estas propiedades. El uso de piedras curativas cuenta con una larga tradición. Ya en la Antigüedad había testimonios escritos sobre los poderes y usos de las piedras. También los chinos descubrieron las propiedades curativas de las piedras y las empleaban para curar a los enfermos colocándolas sobre ciertas partes del cuerpo. En Europa, santa Hildegarda de Bingen investigó ampliamente el efecto de las piedras curativas. En el cuarto libro de su *Physika*, escrito alrededor de 1150, describe un procedimiento de curación con piedras.

Musicoterapia

Escuchar o tocar música: estas estrategias creativas van ganando terreno como medidas complementarias en tratamientos médicos para el dolor. Escuchar música o cantar en voz alta puede reducir el dolor en situaciones de estrés y, por lo tanto, ayuda a aliviar las molestias. Algunos estudios han demostrado que los pacientes que habían escuchado música antes de someterse a una cirugía presentaron un mejor rendimiento respiratorio y cardíaco. También se registraron niveles más bajos de hormonas del estrés. Por eso la musicoterapia se utiliza cada vez más en hospitales y residencias de ancianos. Cabe distinguir entre la musicoterapia activa, es decir, tocar instrumentos o cantar, y la musicoterapia receptiva, es decir, escuchar música con atención. Ambas formas de musicoterapia muestran buenos resultados incluso en pacientes con demencia.

Oración

La oración también es una forma de meditación (véase el apartado «Meditación») que se practica de manera individual y colectiva en todas las religiones. Además de tener un componente espiritual, entendido como comunicación con Dios o con los dioses, y un componente social, como fortalecimiento de la comunidad, la oración posee un efecto relajante similar al de otras formas de meditación.

Osteopatía

La osteopatía se fundamenta en la premisa de que la salud de cada parte del cuerpo, cada órgano, depende de su libertad de movimiento y de su conexión con otras zonas del cuerpo. Las molestias aparecen cuando esta libertad queda limitada por «bloqueos» de los músculos, la fascia, los tendones y el tejido conjuntivo. Así pues, el osteópata trata de resolver tales bloqueos —contracturas musculares y de la fascia— sirviéndose únicamente de una terapia manual, con la que favorece la propia capacidad de autocuración del cuerpo. El terapeuta trabaja sobre la base de una conexión entre las estructuras externas y los órganos internos (como en la medicina china, entre otras). También tiene en cuenta la estrecha interacción entre la columna cervical y la pelvis. La terapia craneosacral trabaja con ellas para tratar los dolores de todas las regiones de la columna vertebral.

Reflexología

Este tipo de terapia se basa en la creencia de que ciertas áreas de la superficie corporal «interactúan» con los órganos y grupos musculares, de modo que su estimulación manual puede resultar útil, por ejemplo, para tratar el dolor o trastornos circulatorios. La variante más conocida es la reflexología podal, presente tanto en la tradición del masaje ayurvédico como en el masaje tailandés y en el tuina chino. Actualmente, en Europa se incluye en la formación de médicos alternativos y masajistas. Todo apunta a que los médicos en el Antiguo Egipto y en China ya trataban a sus pacientes con suaves masajes en las plantas de los pies para estimular sus órganos. A principios del siglo xx, el médico estadounidense William Fitzgerald, que estudió en profundidad las artes curativas de los nativos americanos, introdujo la reflexología podal en Occidente. Desarrolló un sistema que divide el cuerpo en diez zonas longitudinales cada una de las cuales termina en la punta de los dedos de las manos y los pies. La efectividad de este tratamiento es subjetiva, y no dispone de un respaldo científico.

Relajación muscular de Jacobson

La relajación muscular progresiva fue desarrollada por el médico estadounidense Edmund Jacobson (1885-1976) en los años cuarenta y se basa en el descubrimiento de que la tensión muscular muchas veces está causada por la ansiedad o el estrés. Esta técnica de relajación consiste en tensar determinadas zonas musculares por un breve espacio de tiempo y después destensarlas: brazos, piernas, abdomen, tórax, muslos, pantorrillas y pies. Este cambio provoca una distensión interna. La efectividad del método se ha investigado en muchos estudios y actualmente está reconocida. El método resulta sorprendente por la rapidez de sus beneficios, y además es fácil de aprender.

Sangría

La sangría o flebotomía es una de las prácticas terapéuticas más destacadas de la Edad Media. Ya en las fuentes de la Antigüedad tardía y bizantinas, antes de la Escuela de medicina de Salerno (siglos x-xii d.C.), se encuentran varios documentos escritos sobre esta práctica. El más famoso es *Phlebotomia Hippocratis*, un texto pseudohipocrático, probablemente del siglo viii. En el siglo xiv hubo una gran cantidad de publicaciones cuyo

contenido se incluía en el librito sobre la sangría que el practicante llevaba consigo en sus visitas a los enfermos. La sangría como tratamiento estaba sujeta a una compleja teoría terapéutica. Se extraía sangre de unas
venas determinadas. Los llamados «sangradores» ayudaban al practicante a encontrar los puntos de extracción correctos, que se asociaban a los
distintos órganos y regiones. La teoría sistémica que subyacía a esta práctica era la patología humoral de Galeno. Había listas con los llamados
«días malditos» en los que no podía efectuarse la sangría. Este tratamiento se indicaba para un amplio espectro de casos. Las sangrías adquirieron
un valor negativo en especial durante las epidemias de peste medievales,
ya que los enfermos quedaban aún más débiles y sus defensas disminuían.
El homeópata Samuel Hahnemann debe su mérito y su éxito histórico,
entre otras cosas, a su compromiso contra la práctica de la sangría. En la
medicina moderna, la sangría se emplea solo para tratar algunas enfermedades, como la hemocromatosis, el agua en los pulmones (edema pulmonar incipiente) o cuando hay riesgo de uremia.

Sanguijuelas

El tratamiento con sanguijuelas es uno de los métodos de curación más
antiguos en la historia de la medicina y se remonta al cuarto milenio antes
de Cristo. El uso terapéutico de las sanguijuelas se ha transmitido desde
muchas partes del mundo, como Mesopotamia, India, China y Europa.
Las sustancias anticoagulantes y vasodilatadoras que contiene la saliva de
las sanguijuelas sirven para aliviar la artrosis o los dolores de espalda crónicos, por ejemplo. Además, se utilizaban para las ya mencionadas sangrías. La medicina académica también hace uso de las sanguijuelas, sobre
todo en el campo de la cirugía plástica, ya sea para mejorar la cicatrización después de realizar trasplantes (dedos de pies y manos) o injertos de
piel, o bien para evitar el rechazo de los implantes. Un dato curioso es
que hoy en día las sanguijuelas se usan una sola vez, tras una cría sujeta a
controles estrictos, y después se matan o se liberan en pantanos.

Sauna

Los orígenes históricos de la sauna se remontan a un pasado lejano. Ya en la Edad de Piedra se conocían los beneficios de la sauna, que por entonces consistía en un hoyo cavado en la tierra provisto de piedras calientes. La palabra procede del finlandés, pero la sauna no se originó en Finlandia. Los hallazgos antiguos indican que proviene de Asia Oriental. Desde allí se extendió a Centroamérica y Sudamérica, y más tarde a Europa. El principio de la sauna finlandesa seca es simple: después de transpirar, se aplica agua fría con una ducha, el chorro de una manguera o la inmersión en una piscina, lo cual hace que los vasos sanguíneos se contraigan de modo repentino. Con visitas regulares a la sauna se entrena tanto el sistema cardiovascular como el sistema inmunológico y se mejora el estado de los bronquios. La sauna está desaconsejada en caso de resfriados e inflamaciones. Las personas que padezcan enfermedades crónicas, afecciones venosas, deficiencia cardíaca, hipertensión arterial, reuma o daños en el riñón deberían consultar a su médico antes de visitar una sauna.

Sauna de hielo

Las propiedades terapéuticas del frío se conocen desde hace mucho tiempo. El método de la sauna de hielo proviene originalmente del Japón Antiguo y se ha extendido desde allí. Con el frío se contraen los vasos sanguíneos y disminuye el suministro de sangre en el área externa del cuerpo. Con la posterior exposición al calor, los vasos sanguíneos vuelven a dilatarse y los residuos son evacuados con mayor frecuencia. Una mayor afluencia de oxígeno garantiza asimismo una mejor circulación sanguínea y una mejora del rendimiento. Además, la sauna de frío o hielo tiene un efecto analgésico y antiinflamatorio. Este tratamiento también está destinado a acelerar los procesos de regeneración y curación. Ejerce una influencia sobre el estado nervioso, la circulación y el metabolismo de los músculos esqueléticos. La terapia de frío se utiliza en pacientes con reuma, personas con trastornos del sueño, depresión o enfermedades de la piel.

Shiatsu

El shiatsu (en japonés, «presión con los dedos») es una terapia corporal originada en Japón que se desarrolló a partir de la medicina tradicional china, en especial del masaje tuina. Sin embargo, el terapeuta no solo trabaja con sus dedos, sino que usa todo su cuerpo para establecer una relación energética con la persona a la que está tratando. Existen varias escuelas de shiatsu —shiatsu zen, shinto-shiatsu u ohashiatsu—, que actualmente la Unión Europea reconoce como procedimientos médicos complementarios. Por lo general, el tratamiento se realiza sobre una colchoneta o en una silla de masaje especial. Para llevar a cabo sus técnicas de presión, estiramiento y rotación, el terapeuta no emplea tanto su fuerza muscular sino que se sirve sobre todo del peso de su propio cuerpo.

Taichí y chikung

El taichí y el chikung (o *qigong*) son ejercicios de movimiento meditativo. El chi en la medicina tradicional china equivale a la energía vital, que debe fortalecerse con movimientos determinados y ejercicios de respiración; *qigong* puede traducirse como «trabajar el chi». El taichí consiste en una serie de movimientos muy precisos que se suceden con fluidez. Los ejercicios tienen una función sobre todo preventiva, para conservar la buena salud, y se usan menos para tratar ciertas dolencias; sin embargo, además de mejorar el control del propio cuerpo, se ha demostrado que tienen efectos beneficiosos a varios niveles, como en los sistemas cardiovascular e inmunológico.

Talasoterapia

El término «talasoterapia» se compone de las palabras griegas *thalassa*, «mar» y *therapeia*, «cuidado», lo cual revela que esta terapia utiliza todos los aspectos curativos del mar: agua, clima y arena. La terapia combina aplicaciones internas y externas. La talasoterapia ha demostrado su eficacia en los siguientes métodos: cura de aguas con agua marina, para trastornos gástricos o problemas biliares; envolturas de algas y arena, para el acné y la psoriasis; hidroterapia, hidromasaje, electrofisioterapia, baños, ducha Vichy, chorros jet, inhalación con aerosoles y gimnasia acuática.

Té e infusiones

El té es una de las bebidas más populares del mundo. Tiene su origen en China, donde, según la tradición, fue descubierto casi por casualidad. Con una ráfaga de viento, algunas hojas de té cayeron en una caldera con agua hirviendo. Así fue como el emperador chino Shen Nung probó por primera vez el agradable sabor y el efecto beneficioso del té. Actualmente existen innumerables tipos de té y métodos de producción. La forma más antigua es la extracción de la planta de té original. En China, se bebe sobre todo té verde desde hace milenios, preparado tan solo con agua. Su principal beneficio para la salud se debe a la sustancia amarga que contiene, llamada «catequina«, que posee propiedades antibacterianas y antiinflamatorias. El efecto antioxidante del té verde se ha demostrado en estudios científicos, según los cuales este reduce la mortalidad por enfermedades cardiovasculares y previene el cáncer. Además, los tes contienen muchas otras sustancias importantes y beneficiosas para la salud, en especial para el sistema cardiovascular. Entre ellas, el potasio, varias vitaminas o el zinc. Los taninos presentes en el té pueden tener un efecto positivo en molestias gastrointestinales, como la diarrea. El té negro y el té verde también contienen teína, cuyo efecto estimulante depende del tiempo que se deje infusionar. Además de la infusión de la planta del té, también se preparan en infusión otro tipo de hierbas y extractos. Las infusiones aprovechan las sustancias medicinales que se encuentran en las plantas. Los ejemplos más conocidos son la manzanilla, el hinojo o la menta, sobre todo por sus propiedades digestivas.

Técnicas de respiración

La respiración es un reflejo físico y ocurre de modo automático. Sin embargo, es posible cambiarlo conscientemente, y respirar de forma controlada. Así se puede influir en el cuerpo y el sistema nervioso. No es casualidad que en todas las grandes doctrinas de meditación —sobre todo en Asia—, la respiración sea una herramienta esencial *(pranayama)*. También en las técnicas modernas de relajación, como la relajación muscular progresiva, el entrenamiento autógeno o el *biofeedback*, la respiración desempeña un papel central. El control de la respiración relaja el tono muscular, calma el sistema nervioso autónomo, mitiga el estrés y fortalece el sistema inmunológico

Terapia neural

El objetivo de la terapia neural es estimular el poder de autocuración del cuerpo humano inyectando un anestésico local. Con ello se alivia el dolor, los trastornos orgánicos y las inflamaciones crónicas. La terapia neural se basa en dos ramas terapéuticas: la terapia segmentaria y la terapia de campo interferente. La terapia segmentaria se centra en la ubicación del dolor. Se cree que un anestésico inyectado tendrá un efecto remoto en un órgano específico. Tras su inyección en la piel, llega al órgano correspondiente a través del nervio. Si esto no basta para aliviar el dolor, la terapia segmentaria se amplía con la inyección del anestésico en el llamado «tronco simpático», situado en paralelo a la columna vertebral. En él se encuentran puntos de conmutación (ganglios) del sistema nervioso autónomo. De este modo, se aspira a tratar áreas más extensas del cuerpo. En la terapia de campo interferente se entiende que ciertos tipos de tejido actúan como un campo de interferencia en el cuerpo humano y, por tanto, debilitan la energía corporal. Si se desactivan estos campos, el cuerpo debería poder recuperarse.

Terapia del sueño (siesta)

Esta corriente denomina *power nap* a la siesta de toda la vida. Pero en realidad, sus beneficios son los mismos. Unos minutos de sueño —no más de veinte o treinta, si no empezaría la fase de sueño profundo— sirven para regenerar el cerebro. Gracias a esta breve cabezada nuestra memoria se ve mejorada y se incrementa también nuestra capacidad de concentración, de reacción y nuestro rendimiento. En cambio, se reduce el riesgo de padecer enfermedades de corazón. Los investigadores suponen que además la siesta disminuye la tensión arterial. En algunas culturas, esta costumbre está más extendida que en otras. En Japón llaman *inemuri* a la siesta que se hace en lugares públicos. Esta pausa regenerativa también está extendida en España y en Latinoamérica.

Trance

Con el término «trance» (del latín *transire*, «atravesar», «pasar de un lado a otro») se designan estados de conciencia que escapan al entendimiento lógico. En este estado se observan cambios físicos como una percepción modificada del dolor o la sensibilidad, pero también una actividad muscular distinta que se manifiesta en un aumento o disminución de la excitabilidad. Los estados de trance pueden inducirse, entre otros, con la música, el canto, la danza o tocando el tambor, también con ritmos repetitivos o repetición de frases o palabras determinadas como mantras. No menos importante es el uso de drogas alucinógenas como la mescalina. Además de esto, hay otros elementos que pueden provocar estados similares al

trance, como ruidos de máquinas, música tecno o los efectos de iluminación como los que hay en las discotecas. Los estados de trance terapéuticos, que pueden ser provocados por hipnosis, se utilizan para conseguir
una relajación profunda en terapias para el dolor. A lo largo de la historia,
las experiencias de trance han formado parte de rituales religiosos y terapéuticos en la mayoría de culturas.

Tuina

El término se compone de las palabras chinas *tui* («empujar, presionar») y
na («agarrar, tirar») y con ello hace referencia a las técnicas manuales características de esta forma de masaje chino. El tuina es un elemento clave
de la medicina tradicional china que ayuda a liberar los bloqueos de energía, restablece la armonía del yin y el yang y alivia un sinnúmero de dolencias, desde el asma o la gastritis hasta la migraña y los trastornos del
sueño. El tratamiento consiste en presionar, tirar, arrastrar, golpear,
amasar, frotar y pellizcar, así como en las técnicas de estiramiento de las
articulaciones y los músculos, y puede ser bastante doloroso.

Veganismo

El veganismo es la forma más radical de dieta vegetariana. En el veganismo se renuncia a todos los productos e ingredientes animales, tanto en la
alimentación como en la vida diaria. La mayoría de veganos rechazan los
productos animales por motivos éticos, como las condiciones de cría de
los animales. Los veganos señalan que con una dieta vegetariana también
se explota y asesina a los animales para sustentar nuestra forma de vida.
Donald Watson, fundador de la Vegan Society inglesa, y su novia Doro-
thy Morgan inventaron la palabra «vegano» en 1944. Se compone de las
primeras y las últimas letras de la palabra «vegetariano». El estilo de vida
vegano va unido a la discusión sobre una dieta incompleta. Las personas
que no consumen productos animales, como la leche, los huevos o la

miel, eventualmente podrían presentar deficiencias de proteína, hierro, calcio, yodo y vitamina B_{12}. Además, los veganos a menudo consumen demasiado pocas vitaminas D y B_2.

Vegetarianismo

Pitágoras (h. 570-500 a.c.) es más conocido como matemático y académico, pero el griego también fue el primer gran vegetariano. «Todo lo que el hombre le hace a los animales recaerá sobre él», así justificaba su renuncia a la carne. Él y sus discípulos rechazaban no solo los sacrificios religiosos, sino que también creían que el consumo de carne provocaba agresividad y maldad. Muchos personajes célebres imitaron esta actitud, como Ovidio, Plutarco y el filósofo romano Séneca. Pero hubo de pasar bastante tiempo para que se convirtiera en un movimiento de masas. No fue hasta el siglo xix cuando se formaron las primeras sociedades vegetarianas, también en Alemania. Allí, el movimiento tuvo un momento de auge con la llegada de la homeopatía después de la Primera Guerra Mundial, y más tarde a principios del siglo xxi, cuando se conocieron los casos de EEB (o «vacas locas»). En otras culturas, la renuncia a la carne es mucho más destacada. El jainismo en la India predicaba la no violencia hacia todos los seres vivos, y defendía que para nuestra alimentación no debían morir animales ni plantas. La dieta sin carne también está presente en el hinduismo y el budismo. Además de razones éticas y ecológicas, la dieta vegetariana también cuenta con el apoyo de la ciencia médica. A principios de los años ochenta, la Universidad de Gießen, el Centro de Investigación del Cáncer de Heidelberg y la Oficina Federal Alemana de Salud determinaron de forma independiente en extensos estudios que los vegetarianos presentan una presión arterial más baja, mejor peso corporal, mayor esperanza de vida y son menos propensos al cáncer y a las enfermedades cardiovasculares.

Ventosaterapia

La ventosaterapia está destinada a liberar los bloqueos del cuerpo y estimular el flujo de energía. El uso terapéutico de ventosas tiene su origen en la medicina tradicional china y es un método depurativo clásico. En esta terapia se utilizan las ventosas, unos vasos redondos con una abertura circular. Se aplican sobre la piel, sobre todo en la espalda, y producen una presión negativa. De esta manera, se busca activar las zonas reflejas, que están en estrecha relación con los órganos internos y actúan sobre ellos. Al recibir el estímulo, aumenta la irrigación sanguínea del tejido conjuntivo y se favorece la actividad de los órganos conectados a la zona en cuestión. Este procedimiento se denomina «ventosas secas». El otro procedimiento, conocido como «ventosas escarificadas», es similar, pero las ventosas se aplican sobre zonas en las que previamente se han practicado unas incisiones. De este modo, la sangre atascada se expulsa, y con ella, las sustancias tóxicas. Además, la sangre queda diluida y, por tanto, aumenta su fluidez. Para realizar el masaje de ventosas, se unta la piel con aceite y a continuación se coloca la ventosa sobre ella. El objetivo de este masaje es estimular la circulación sanguínea en el cuerpo.

Yoga

El yoga tiene sus raíces en el sistema religioso del hinduismo y está estrechamente vinculado con el ayurveda. El yoga consiste en el «cese» de todas las actividades de la mente. Puesto que solo con una mente tranquila somos capaces de comprender nuestro propio pensamiento y la existencia. Este «apaciguamiento» y «toma de conciencia» se alcanza mediante una serie de ejercicios mentales y físicos, así como mediante una respiración consciente. Las distintas escuelas de yoga difieren a la hora de determinar qué aspectos de la práctica son los más importantes, si los meditativos o los físicos.

Guía médica 2, de la A a la Z: medicina académica

Análisis de orina

La orina es el fluido corporal más adecuado para efectuar una evaluación visual. Su apariencia puede indicar alteraciones patológicas en el cuerpo. Por ejemplo, una coloración marrón puede ser indicio de una enfermedad del hígado, mientras que un aspecto lechoso y turbio suele ser síntoma de una infección. Los metabolitos de alimentos como la remolacha o de ciertos medicamentos pueden decolorar la orina. Entre otras cosas, los análisis de laboratorio determinan el pH de la orina o la cantidad de glóbulos rojos y blancos o azúcar (glucosa) que contiene para descartar enfermedades. Con un cultivo de orina se pueden detectar bacterias u hongos. Hace siglos, un médico o una curandera podían reconocer ciertas enfermedades sin necesidad de un análisis químico o de un microscopio, con la simple «uroscopia», es decir, la inspección de la orina, atendiendo a su color, olor, transparencia, concentración o las características de su superficie, como la formación de espuma. Lo que no sabemos es si la terapia que recomendaban a partir de ello era la correcta.

Analítica: sangre, líquido cefalorraquídeo y orina

En un examen médico, también se utilizan métodos de análisis químico (analítica) para determinar si la composición, sobre todo de la sangre y la orina, presenta unos valores dentro de lo normal. Las desviaciones de estos valores pueden ser indicadores de una enfermedad incipiente o ya desarrollada, o bien sirven para controlar su evolución. En el hemograma, entre otras cosas, se registran los niveles de inflamación, los valores hepáticos y de grasa, los electrolitos y las sustancias urinarias, así como el número de glóbulos rojos (eritrocitos), glóbulos blancos (leucocitos) y plaquetas (trombocitos). También forma parte del procedimiento estándar registrar la concentración de pigmento rojo de la sangre (hemoglobina). Si el hemograma muestra anomalías, se puede ampliar la información con pruebas adicionales como los marcadores tumorales, factores reumatoides, anticuerpos, estado inmune o la cantidad de glóbulos blancos. El análisis de orina proporciona muchos de los valores más relevantes. Un nivel demasiado alto de glucosa en sangre y orina puede indicar diabetes. Si se sospecha de la existencia de una enfermedad del sistema nervioso central, puede extraerse el líquido cefalorraquídeo (o líquido cerebroespinal) mediante una punción para su examen posterior. Esto se practica, por ejemplo, cuando se sospecha de meningitis o esclerosis múltiple, una enfermedad inflamatoria crónica que afecta al sistema nervioso central.

Antibióticos

Los antibióticos son medicamentos que tienen un efecto bacteriostático o bactericida. Originalmente estos consistían en los metabolitos del moho (penicilina) y bacterias. En un sentido más amplio, el término antibiótico también se usa para designar derivados semisintéticos o totalmente sintéticos que tienen el mismo efecto e inhiben el crecimiento de microorganismos incluso en pequeñas cantidades. Gracias a los antibióticos se ha ganado la batalla contra las enfermedades infecciosas causadas por bacterias. El inconveniente de los antibióticos es que puede desarrollarse una resistencia a los patógenos durante el tratamiento. Por ello, en la actualidad existen patógenos e infecciones intrahospitalarias que son resistentes a los antibióticos. Debe hacerse una distinción entre los antimicóticos, que combaten los hongos, y los antivirales, que inhiben la multiplicación de los virus. IMPORTANTE: los antibióticos no funcionan en caso de infecciones virales, como una gripe o una infección por herpes.

Biopsia

La biopsia es una extracción de tejido vivo con el fin de realizar un diagnóstico. Se utilizan agujas huecas para efectuar la punción, tenazas y punzones. Las biopsias también se realizan como parte de exámenes endoscópicos, como en la colonoscopia, y durante las intervenciones quirúrgicas. A menudo se emplean técnicas de imagen, como la tomografía computarizada o la ecografía, para controlar la posición de los instrumentos y la zona de extracción. A continuación, el tejido extraído se somete a un examen histológico (véase el apartado «Histología»).

Bombas de infusión implantables

Las bombas de infusión implantables sirven para administrar medicamentos por vía intravenosa. Especialmente después de una cirugía o en el tratamiento del dolor crónico, es importante que la concentración de medicamentos en la sangre se mantenga constante. Las bombas de infusión implantables se utilizan cada vez más, por ejemplo, para administrar de manera constante analgésicos o insulina para la diabetes. Las bombas se rellenan regularmente desde el exterior con una inyección a través de la piel. Otra aplicación habitual de estos dispositivos es la enfermedad de Parkinson, en la que se usan para administrar el medicamento L-Dopa de modo regular en el intestino delgado.

Cirugía

En cirugía, la operación consiste en una intervención en el cuerpo humano vivo con fines diagnósticos o terapéuticos. Se distingue entre operaciones urgentes y de emergencia y las llamadas «operaciones electivas y de intervalo», cuyo tiempo se puede optimizar según el desarrollo del cuadro clínico. Hoy en día, gracias a los avances en higiene, anestesia y cuidados intensivos, y especialmente con la introducción de la máquina cardiopulmonar, son posibles muchos tipos de operaciones, como la cirugía de cerebro, tórax y corazón. Los procedimientos quirúrgicos más ambiciosos pertenecen al ámbito de la oftalmología, con la cirugía con láser, el tratamiento de la degeneración macular y la cirugía refractiva, así como cirugía protésica y medicina de trasplantes, especialmente del corazón, hígado y riñones. Actualmente, se realizan incluso trasplantes múltiples de órganos o el trasplante microterapéutico de células, como las células madre para la medicina regenerativa.

Cirugía de cataratas e implante intraocular

En una cirugía de cataratas, se elimina el cristalino opacificado por las cataratas parcial o totalmente. Esto se efectúa mediante distintas técnicas, entre las cuales se cuentan la fragmentación del núcleo duro de la catarata con ultrasonido y la aspiración de los residuos de la corteza. A continuación, se sustituye el cristalino extraído por una lente de plástico artificial. Dependiendo de si el cristalino se ha retirado con la cápsula o si se ha dejado una parte de ella, se implantarán lentes de cámara anterior o de cámara posterior.

Cirugía robótica y guiada

En algunas intervenciones ya se está usando la asistencia de robots quirúrgicos, como en operaciones de próstata o cadera. En la cirugía cerebral, así como en la cirugía cardíaca, cada vez se recurre más a la asistencia de navegación. Los componentes mecánicos de la operación están asistidos por ordenador. La robótica también se emplea cada vez más para la navegación preoperatoria. En el presente, algunos proyectos de investigación están tratando de encontrar un modo de aplicar a la medicina los procedimientos de la llamada realidad aumentada. Por ejemplo, esta podría usarse en operaciones complejas para proyectar una imagen diagnóstica en el campo operatorio natural, mediante gafas especiales, de modo que el cirujano pueda ver la localización exacta del tumor que debe extirpar en un campo operativo total o parcialmente oculto. Esta forma de realidad aumentada se ha dado a conocer, por ejemplo, en las retransmisiones de partidos de fútbol, que permite medir las distancias de tiro libre en el televisor. La máxima precisión en la microterapia guiada por tomografía computerizada se alcanza con la navegación asistida por láser, con el sistema LNS (sistema de navegación láser), que hace posible una cirugía de precisión milimétrica.

Cortisona

La cortisona es una de las hormonas que se produce de manera natural en la glándula suprarrenal. Se sintetiza como medicamento debido a sus propiedades antiinflamatorias y antialérgicas, especialmente para enfermedades de tipo reumático, para alergias (como el asma alérgica o la urticaria) o para la terapia del dolor. También se utiliza en la terapia del cáncer en combinación con los citostáticos. Pero es preciso tener cuidado: en dosis altas durante un periodo prolongado puede causar efectos secundarios.

Diagnóstico por la lengua

La observación de la apariencia de la lengua puede dar indicaciones sobre la existencia de una enfermedad grave. Por ejemplo, la pérdida de papilas puede apuntar a una anemia perniciosa (deficiencia de vitamina B_{12}), a enfermedades gástricas o a trastornos de la alimentación. La llamada «lengua de fresa» puede ser un síntoma de fiebre escarlata u otras enfermedades febriles agudas. El diagnóstico de la lengua ocupa un lugar central en las medicinas tradicionales junto al diagnóstico por el pulso. También las sensaciones de sabor dulce, ácido, salado, amargo, picante —y en el ayurveda también un sexto sentido, el astringente— se utilizan para evaluar la presencia de una enfermedad y establecer un tratamiento con determinados alimentos y plantas medicinales.

Ecografía

La ecografía, también llamada «ultrasonografía», es la técnica de diagnóstico por imagen preferida en todas las especialidades médicas hoy en día. El eco de las ondas sonoras al entrar en contacto con el tejido se procesa con medios electrónicos para convertirlo en imagen. Una ecografía puede mostrar el interior del cuerpo en tiempo real. Las especialidades que más la emplean son la medicina interna, la ginecología, la obstetricia y la urología. Pero también permite observar las alteraciones morfológicas y los trastornos funcionales del corazón en tiempo real, y con una alta resolución. No obstante, a diferencia de la tomografía computarizada y la resonancia magnética, presenta una resolución más baja, sobre todo cuando se trata de estructuras corporales profundas.

Electrocardiograma (ECG)

El electrocardiograma mide el potencial de acción del corazón registrando las corrientes cardíacas. Esto suele efectuarse a través de electrodos colocados en la superficie del cuerpo. Los datos se presentan en forma de curvas, en las que se observan unas variaciones que corresponden a las fases de la actividad cardíaca. Con el ECG pueden determinarse el ritmo y la frecuencia cardíacas, la posición del corazón y las posibles enfermedades cardíacas; de modo indirecto, también pueden detectarse cambios morfológicos, por ejemplo, para el diagnóstico de un ataque al corazón. Hoy en día pueden realizarse electrocardiogramas a largo plazo para registrar la función cardíaca durante un periodo de tiempo más largo, por lo general de veinticuatro horas. Los más nuevos son los electrocardiogramas al alcance de todos que están conectados con el teléfono móvil y registran la actividad cardíaca durante varios días.

Electromiografía (EMG)

La electromiografía mide las corrientes de actividad eléctrica en el tejido muscular. Con ella se puede determinar tanto el potencial espontáneo como el provocado por una estimulación eléctrica. El registro se realiza con microelectrodos insertados en el tejido muscular o con electrodos colocados en la superficie muscular. La actividad del área muscular registrada se muestra en un diagrama de curvas. Las irregularidades encontradas en estos diagramas pueden ser consecuencia de daños neurogénicos de la funcionalidad muscular, entre otras cosas.

Electroneurografía (ENG)

La electroneurografía registra la velocidad de conducción nerviosa de los nervios periféricos tras una estimulación eléctrica. Esto se efectúa mediante electrodos de recepción y estimulación colocados en la piel. La ENG se utiliza para diagnosticar lesiones y daños neurológicos. También sirve para determinar el grado de daño de un nervio y la gravedad de una hernia de disco.

Endoscopia

La endoscopia se utiliza para observar los órganos huecos o las cavidades corporales mediante una cámara fijada a un tubo o endoscopio. A menudo, el endoscopio también se usa para tomar muestras de tejido que han de someterse a un examen histológico. Asimismo pueden usarse para monitorear intervenciones quirúrgicas o la extracción de cuerpos extraños. Algunos tipos de endoscopia son la citoscopia (endoscopia de la vejiga), gastroscopia y colonoscopia, pero también se realizan endoscopias de rodilla u hombro y cadera (artroscopia), así como intervenciones endoscópicas en ginecología. Los microendoscopios controlados por tomografía computarizada y resonancia magnética también pueden usarse para monitorear la cirugía de disco intervertebral o para tratar articulaciones pequeñas.

Espiroergometría

La espiroergometría es un procedimiento de diagnóstico. Durante la realización de un esfuerzo controlado (por ejemplo, mediante un ergómetro), se miden ciertos valores cardiovasculares (electrocardiograma, frecuencia cardíaca, presión arterial), además del volumen respiratorio y los gases respiratorios. Este procedimiento suele emplearse en medicina deportiva y en cardiología para controlar el rendimiento y, como procedimiento preoperatorio, para el control funcional del corazón y los pulmones. Asimismo, la espiroergometría resulta útil para hacer un seguimiento de la terapia en enfermedades pulmonares.

Examen físico

El examen físico forma parte del diagnóstico habitual. Los métodos elementales incluyen tomar el pulso, medir la presión arterial, comprobar los reflejos de los nervios principales, escuchar los sonidos corporales (como los latidos del corazón o la respiración), palpar la superficie del cuerpo, verificar la función de las articulaciones, medir la temperatura corporal e inspeccionar la piel. Otros exámenes físicos avanzados son las técnicas de imagen, los análisis clínico-químicos de fluidos corporales, los procedimientos electrográficos (ECG) o de ultrasonido. Si es necesario, también se utilizan los resultados de los exámenes endoscópicos o de genética molecular.

Examen neurológico

El examen neurológico se realiza para poder diagnosticar un posible trastorno del sistema nervioso. Además de las electrografías para verificar la conducción nerviosa (véase el apartado «Electroneurografía»), las actividades musculares (véase el apartado «Electromiografía») y el estudio de los doce nervios craneales, entre otras cosas, proporciona una imagen del estado de conciencia del paciente, se comprueban sus reflejos nerviosos, su capacidad de coordinación, su modo de andar y su posición erguida, así como su equilibrio.

Fondo de ojo

El fondo de ojo constituye la superficie interna del globo ocular. Al examinar el fondo ocular mediante una oftalmoscopia, puede obtenerse información importante sobre el curso de posibles afecciones generales, como diabetes mellitus, arteriosclerosis o hipertensión. Las enfermedades del sistema nervioso central también se ven reflejadas en el fondo de ojo. Los desprendimientos de retina se pueden fijar en él con un láser.

Histología

En histología, se examina el tejido del cuerpo humano obtenido en una biopsia (véase el apartado «Biopsia») para detectar cambios patológicos (histopatología). La histología suele emplear un microscopio (óptico o electrónico) para realizar una observación ampliada, para lo cual las muestras se preparan con costosas técnicas de tinción. Además de ello, se provocan y analizan reacciones químicas en los preparados con el fin de diferenciar las células.

Inmunoterapia

Los fármacos inmunoterapéuticos están destinados a provocar distintos tipos de efectos en el sistema inmunológico humano. El más conocido es la vacuna: el sistema inmunológico recibe el estímulo de un agente patógeno debilitado. En inmunoterapia también se administran anticuerpos para enfermedades reumáticas o para la terapia del cáncer. Los fármacos inmunoterapéuticos (ciclosporina A) también se usan para provocar la inmunosupresión después de realizar trasplantes.

Inyección y terapia intravenosa

Con la inyección se liberan rápidamente en el cuerpo medicamentos disueltos o sustancias con fines diagnósticos mediante el uso de jeringas y agujas. Los tipos más comunes de inyección son la intravenosa (principalmente en la vena del brazo), la intramuscular (generalmente en el húmero o el glúteo) y la subcutánea. En cambio, la terapia intravenosa sirve para introducir líquidos en el cuerpo lentamente, a menudo con un dosificador (bomba de infusión). Suele utilizarse para estabilizar la circulación, para suministrar electrolitos con minerales, para la alimentación artificial y también para administrar medicamentos como analgésicos, antibióticos o también sangre o sustitutos sanguíneos durante y después de las operaciones. También se administran por goteo intravenoso los fármacos quimioterapéuticos para el tratamiento del cáncer.

Láser

En medicina, la tecnología láser (radiación de luz de alta energía) se utiliza principalmente en cirugía. Dependiendo de la tecnología láser empleada, pueden efectuarse cortes de gran precisión o una hemostasia. Esta última es particularmente útil en intervenciones endoscópicas en el tracto gastrointestinal. Las disciplinas en las que más se aplica el láser son la neurología, oftalmología, cirugía plástica, dermatología y urología. La odontología también recurre cada vez más a esta técnica para el tratamiento indoloro de la caries, y la microterapia, por su parte, para vaporizar el tejido del disco intravertebral con tomografía computarizada y tomografía por resonancia magnética y para la extirpación local de pequeñas metástasis y tumores.

Láser en oftalmología

La tecnología láser se emplea en oftalmología con fines diagnósticos y terapéuticos. En la cirugía oftálmica, la capacidad del láser para realizar incisiones precisas se aprovecha en el tratamiento del glaucoma y las cataratas, para corregir los defectos de visión, las alteraciones de la retina causadas por diabetes o el desprendimiento de retina del cuerpo vítreo.

Medicina nuclear

La medicina nuclear se sirve principalmente de radionucleidos de corta vida para efectuar el diagnóstico y tratamiento. Se introducen unas sustancias radiactivas (radiofármacos) en el cuerpo del paciente, por lo general por vía intravenosa, y posteriormente se hace un seguimiento de su distribución espacial y temporal con la ayuda de cámaras o escáneres. Los métodos de diagnóstico más conocidos de la medicina nuclear son la gammagrafía ósea y tiroidea. Con fines terapéuticos, se recurre a las sustancias radiactivas para la terapia del dolor y el tratamiento de tumores, como las metástasis óseas o el cáncer de tiroides. Un método moderno para diagnosticar el cáncer es la PET, la tomografía por emisión de positrones. Esta permite obtener imágenes seccionales de medicina nuclear y puede combinarse con una tomografía computarizada o con una resonancia magnética (véanse los apartados correspondientes). De este modo, es posible determinar la localización exacta del tumor y monitorizar la terapia.

Medicina social

No fue hasta muy avanzado el siglo XIX cuando en Alemania empezó a prestarse atención al estado de salud de la población en relación a su situación social, así nacía la medicina social. Empezó a tomarse en consideración el medio social, los ingresos, la situación de vivienda, las condiciones de trabajo, la alimentación, la higiene o la vestimenta de las distintas capas de la población. En la Alemania de posguerra, la medicina social se estableció en los años sesenta y setenta, también por influencia del término anglosajón de *public health* ('salud pública').

Medición del pulso

El pulso consiste en una fluctuación palpable del volumen y la presión de los vasos sanguíneos. La onda del pulso se genera como consecuencia del latido del corazón que bombea la sangre a través de las venas. Al palpar las arterias superficiales se pueden reconocer las cualidades del pulso para comprobar el estado del sistema cardiovascular: frecuencia, ritmo, fuerza, aumento de presión y tensión. En las medicinas tradicionales como la china, la tibetana o la india, el pulso (véase el apartado «Diagnóstico por el pulso» en la primera parte de esta guía) desempeña un papel central a la hora de realizar el diagnóstico. Se distinguen cientos de cualidades del pulso para detectar anomalías en las estructuras físicas y definir enfermedades.

Microterapia

La microterapia es un procedimiento médico de diagnóstico y tratamiento. Es una combinación de radiología intervencionista, cirugía mínimamente invasiva y terapia del dolor. La característica especial de la microterapia es el uso de instrumentos en su mayoría microscópicos, de entre 0,1 y 2,5 milímetros de diámetro, que se insertan con la ayuda de imágenes seccionales. Estos pueden ser láseres, endoscopios y también instrumentos quirúrgicos de mayor tamaño. La técnica requiere la más alta precisión y una «visión» clara. Para ello, los sistemas tomográficos ofrecen imágenes nítidas y de alta resolución en dos y tres dimensiones. Gracias a la tomografía computarizada y la resonancia magnética es posible obtener imágenes de alta calidad de la zona corporal que precisa diagnóstico y tratamiento. De este modo, pueden llevarse a cabo operaciones y suministrarse medicamentos, así como implantar células o instrumentos, por ejemplo, para tratar el dolor o el Parkinson. Actualmente, la mayor área de tratamiento es la espalda, que cuenta con diversos procedimientos de terapia del dolor, cirugía de disco intervertebral, neurólisis o fusión pélvica microoperatoria, además de la terapia de cadera y el tratamiento del cáncer para tumores pequeños y metástasis de hasta dos centímetros de tamaño, así como biopsias en todas las regiones del cuerpo.

Odontología

Las antiguas culturas a orillas del Éufrates y el Tigris dejaron documentos escritos que testimonian la existencia de enfermedades dentales y su tratamiento. La práctica odontológica y protésica ha existido a lo largo de toda la historia de la medicina. Sin embargo, no constituyó una disciplina independiente hasta la época de la Ilustración, con el auge de las ciencias naturales. Fue entonces cuando los tratamientos dentales se trasladaron de las ferias anuales a las viviendas de los pacientes. La profesión dental se desarrolló en las principales ciudades europeas. Estados Unidos es el país donde la odontología experimentó el mayor progreso en el siglo XIX, especialmente en el campo de la tecnología dental. Allí se mejoraron los instrumentos usados para tratar la enfermedad dental más común, la caries. Se establecieron métodos sofisticados de obturación, sobre todo con oro, y más adelante con la amalgama, mucho más económica. Las prótesis se elaboraban con porcelana, y más tarde con caucho. Los tornos dentales con mayor velocidad de giro, y especialmente los avances en anestesia, hicieron los tratamientos dentales más soportables para el paciente y más prácticos para el dentista. Sin embargo, la odontología no fue reconocida como especialidad académica, al mismo nivel que la medicina humana, hasta el siglo xx. Hoy en día, la odontología es una de las disciplinas de alta tecnología más innovadoras en medicina, junto con la oftalmología. Las últimas técnicas de perforación, láser, sistemas de visión optimizados, implantes, técnicas de navegación y los más modernos materiales de relleno, así como los enfoques psicosomáticos e hipnóticos se utilizan para ofrecer una atención óptima a los pacientes.

Patología

La patología se ocupa de estudiar las causas y el desarrollo de las alteraciones patológicas en el organismo humano. Examina los cambios que se producen en los órganos y en las funciones corporales que aparecen asociados a una enfermedad o a la muerte de un paciente. La patología también clasifica las enfermedades y describe su evolución. En sentido estricto, la patología es el estudio de las características de los tejidos que puede llevar a la detección de tumores o infecciones. En este sentido, la patología entra dentro del campo del diagnóstico.

Postura corporal

En términos de diagnóstico, se toma en consideración la postura corporal de una persona cuando existen disfunciones posturales visibles, como una debilidad postural que pueda indicar una insuficiencia muscular, pero que muchas veces puede solucionarse con un entrenamiento específico. Las deformidades espinales congénitas o adquiridas, así como las crónicas, también se manifiestan en trastornos posturales como la espalda encorvada o la lordosis. Al igual que la expresión facial, la postura de una persona es un indicador de su condición general. Desde tiempos antiguos, la postura corporal ha servido para reconocer enfermedades. Por ejemplo, la medicina ayurvédica distingue tres tipos de constitución: *vata, pitta* y *kapha*; mientras que la medicina europea describe el tipo asténico o leptosoma (flaco), el atleta (fuerte) y el pícnico (robusto).

Presión arterial

La presión de los vasos sanguíneos y los ventrículos del corazón se llama «presión arterial». La presión arterial controla la circulación sanguínea en función del gasto cardíaco y la resistencia vascular. Suele medirse la presión arterial sistólica (punto más alto de la curva de presión) y la diastólica (punto más bajo de la curva de presión). Una presión arterial demasiado alta o baja puede ser síntoma de una enfermedad cardiovascular o consecuencia de otras enfermedades. La medición de la presión arterial es uno de los exámenes médicos rutinarios. Desde hace décadas, los valores normales se han corregido a la baja. La hipertensión crónica puede llevar a una calcificación de los vasos sanguíneos, constricción vascular y, en el peor de los casos, a un infarto cardíaco o un derrame cerebral.

Quimioterapia

La quimioterapia es un tratamiento farmacológico en el que se administran medicamentos quimioterapéuticos. Los fármacos bacteriostáticos o bactericidas como los antibióticos también son medicamentos quimioterapéuticos. Sin embargo, el término «quimioterapia» suele usarse para hacer referencia al tratamiento curativo, coadyuvante y paliativo de los cánceres. Los citostáticos son los más conocidos dentro de este grupo de medicamentos oncológicos, y su acción consiste en ralentizar o evitar la división celular de tumores de crecimiento rápido. La quimioterapia oncológica también puede acarrear serios inconvenientes, ya que las células sanas con una división rápida también resultan dañadas. En los últimos años, se ha logrado mitigar los efectos adversos sobre el estado general del paciente. Por ejemplo, actualmente existen medicamentos con una elevada efectividad contra las náuseas asociadas a la quimioterapia oncológica. El cannabis es uno de los remedios que ha mostrado buenos resultados para contrarrestar sus efectos. Las propiedades del hachís y la marihuana ya se conocían hace miles de años y los curanderos y chamanes de otras culturas los empleaban en sus tratamientos.

Radiología y cardiología intervencionista

La radiología intervencionista combina los procedimientos mínimamente invasivos con las técnicas de imagen, sobre todo la fluoroscopia, y cada vez más con tomografía computarizada y resonancia magnética. Uno de los puntos fuertes de las técnicas intervencionistas es el tratamiento de arterias, venas, vasos coronarios y válvulas cardíacas. Para ello, se introducen catéteres finos y otros instrumentos en los vasos sanguíneos con fines diagnósticos y terapéuticos, generalmente a través de la arteria inguinal o arteriovenosa. De esta manera pueden diagnosticarse constricciones en los vasos y eliminarse con procedimientos vasodilatadores. Con una angioplastia se pueden dilatar los vasos constreñidos y estabilizarlos con la ayuda de un *stent*, una malla extensible para abrir los vasos. Las válvulas artificiales pueden reparar los daños en las válvulas cardíacas, y es posible eliminar las varices con un láser o con medicamentos aplicados de modo localizado. También se habla de radiología intervencionista cuando se realizan biopsias o tratamientos de tumores con la ayuda de métodos radiológicos.

Rayos X

Los rayos X son una de las técnicas de diagnóstico por imagen que emplea radiación ionizante. La capacidad de atravesar cuerpos opacos de esta radiación fue descubierta en 1895 por Wilhelm Conrad Röntgen (1845-1923), que dio nombre al procedimiento en alemán (*Röntgenstrah-*

lung). Esta técnica permite visualizar el esqueleto, las fracturas óseas, las artrosis, las estructuras llenas de aire como los pulmones y los cuerpos extraños. Una radiografía puede visualizarse directamente en una pantalla sensible a la radiación (fluoroscopia) o por medios digitales como un monitor de ordenador. Estos procedimientos van desplazando cada vez más al método clásico de la película radiográfica. Para obtener una representación más precisa de los vasos sanguíneos y el tracto gastrointestinal se utilizan agentes de contraste.

Recolección de datos vitales

La medicina registra las funciones vitales del cuerpo humano, como la respiración y la función cardiovascular o la función cerebral, sirviéndose de distintos métodos. La frecuencia cardíaca, la frecuencia respiratoria, la presión arterial y la temperatura corporal están considerados como los signos vitales básicos. El electrocardiograma y el electroencefalograma reflejan la actividad del corazón y del cerebro durante un periodo de tiempo determinado. Cada vez se usan más los aparatos portátiles, brazaletes y relojes inteligentes para medir los datos vitales durante las actividades diarias como correr, dormir, así como el nivel de estrés y las reacciones psicosomáticas. En la actualidad se está iniciando un cambio en la rutina médica diaria, ya que el médico cada vez recibirá una mayor y más constante cantidad de datos sobre el paciente: el médico como *personal couch*, como «teledoctor» y médico virtual.

Técnicas mínimamente invasivas

La técnicas mínimamente invasivas han cambiado su significado en las últimas décadas o, más bien, lo han ampliado. Inicialmente, el término se refería esencialmente a los métodos de exploración laparoscópica (como la gastroscopia) con endoscopios de menor o mayor tamaño y a los procedimientos realizados con estos medios (como la extracción de la vesícula biliar). En ginecología y cirugía de tumores, puede efectuarse una extirpación endoscópica de mayor volumen de tejido. En la actualidad, se han añadido a la cirugía mínimamente invasiva otras operaciones que se llevan a cabo con instrumentos de pequeño tamaño con el fin de efectuar incisiones microscópicas. Uno de los procedimientos mínimamente invasivos más comunes son las artrografías de articulación de rodilla y hombro, que se realizan a través de pequeños cortes. Algunas de estas intervenciones se llevan a cabo bajo control de imagen radiológica. Recientemente, también pueden operarse con tecnología endoscópica las articulaciones de la cadera.

Telemedicina

Los procedimientos telemédicos están diseñados para que el médico y el paciente puedan comunicarse a pesar de la distancia física. Las técnicas de comunicación audiovisual que se emplean para ello incluyen la telerradiología, la transferencia de radiografías, ultrasonidos, tomografías computarizadas, imágenes de resonancia magnética, así como imágenes y vídeos de angiografías y endoscopias. Otros campos de aplicación son la asistencia ambulatoria telemática entre médico y paciente, que en Alemania está restringida por una normativa legal, la teleconsulta de pacientes con enfermedades crónicas (información de expertos para determinar el cuadro clínico) y la telemonitorización (control de las funciones vitales mediante aplicaciones de telemedicina especiales como el glucómetro, cuyos resultados pueden enviarse al médico por ordenador o por teléfono). Actualmente, los procedimientos de telemonitorización se utilizan con frecuencia en cardiología (por ejemplo, para transmitir datos de marcapasos cardíacos). El término «telemedicina» también incluye la telecirugía, en la que el médico y el paciente no se encuentran en la misma habitación y el médico opera a través de un robot quirúrgico.

Termoablación

La termoablación se utiliza principalmente para eliminar nódulos tiroideos. Esta terapia consiste en colocar una sonda a través de una pequeña incisión directamente en el nódulo, que después se elimina mediante un breve calentamiento (ablación por radiofrecuencia). Sin embargo, esta terapia no trata todos los tipos de nódulos, en concreto, no es efectiva para los tumores malignos de la glándula tiroides. La ablación térmica también se utiliza para destruir tejido tumoral en el hígado, los pulmones o los riñones, y para combatir las metástasis óseas.

Tomografía computarizada (TC)

La tomografía computarizada es una técnica para obtener imágenes seccionales que utiliza rayos X. Se introdujo en la práctica clínica en los años setenta. Las imágenes de cortes transversales del cuerpo se obtienen mediante un emisor de rayos X y un detector que rotan alrededor del cuerpo del paciente. Las imágenes seccionales del tomógrafo computarizado se caracterizan por un alto contraste y una representación muy detallada del tejido. Por este motivo, resulta mucho más fácil examinar los órganos internos del paciente y los posibles hallazgos patológicos que con la técnica de rayos X convencional. Gracias a técnicas especiales de edición de imágenes pueden crearse reconstrucciones tridimensionales de todas las regiones y estructuras del cuerpo, como huesos, corazón, vasos sanguíneos y cavidades resaltadas con medios de contraste. Es superior a la técnica de resonancia magnética en casos como el diagnóstico pulmonar, distintos tipos de fracturas óseas, análisis del esqueleto, de las articulaciones y los huesos del oído, así como para emitir un diagnóstico rápido en casos de accidentes y en niños.

Tomografía por resonancia magnética (TRM)
o Imagen por resonancia magnética nuclear (IRMN)

La tomografía por resonancia magnética consiste en una técnica de imagen seccional sin radiación. Se incorporó a la práctica médica en los años ochenta. La TRM, o simplemente RM, se basa en el efecto de la resonancia magnética nuclear. Con la ayuda de campos magnéticos intensos, especialmente los protones de hidrógeno del cuerpo se alinean como si se tratara de una brújula. Este orden se altera mediante diferentes señales de alta frecuencia, se registran las señales eléctricas de la modificación del campo con distintos procedimientos y se convierten en imágenes de alta resolución y alto contraste con la ayuda de un ordenador. Una gran ventaja de la RM es que se trata de una técnica de imagen seccional muy flexible y, a diferencia de la tomografía computarizada, permite extraer muchos planos de corte y representaciones de tejidos diferentes. De esta manera, pueden verse inflamaciones, cambios de temperatura o incluso actividades metabólicas. La tomografía por resonancia magnética permite obtener imágenes de nervios, médula espinal y cerebro, cartílagos, vasos sanguíneos, hígado, bazo, riñones y páncreas, así como de las trompas de Falopio, la próstata y el útero, entre otros. La representación de todas las estructuras corporales puede optimizarse con medios de contraste, que ofrecen información más precisa; por ejemplo, en diagnósticos de cáncer. Una ventaja importante de esta técnica es que, con los conocimientos de que se disponen actualmente, puede prescindirse de la radiación de campos magnéticos y, por tanto, es inofensiva para el paciente.

Trasplante

Con un trasplante se transfieren órganos de un donante humano a un receptor. En los años cincuenta se alcanzaron los primeros éxitos de este procedimiento con el reemplazo de unos riñones, por lo que se logró que los pacientes con enfermedades renales no dependieran de diálisis. De todos modos, el trasplante de riñón no se convirtió en un procedimiento estándar hasta que se estudió la respuesta inmune del cuerpo frente a la introducción de tejidos extraños. El primer trasplante de corazón tuvo lugar en 1967. Hasta los años ochenta, los éxitos fueron limitados, ya que la temida reacción de rechazo solo logró controlarse con el desarrollo del inmunosupresor ciclosporina A. Hoy en día, entre un sesenta y un setenta por ciento de los pacientes sobreviven cinco años después de un trasplante de corazón, y entre un cuarenta y un cincuenta por ciento sobreviven diez años después del trasplante. Los trasplantes de hígado y los trasplantes múltiples de órganos ya forman parte del repertorio de la cirugía.

Apéndices

Bibliografía

Alex, Gabriele, *Medizinische Diversität im postkolonialen Indien. Dynamik und Per-zeption von Gesundheitsangeboten in Tamil Nadu*, Berlín, 2010, pp. 96, 99-102.

Allsop, M.; Huxdorff, C.; Johnston, P.; Santillo, D.; Thompson, K., *Pestizide und unsere Gesundheit. Die Sorge wächst*, Exeter, Greenpeace Research Labo-ratories, 2015.

Ammon, H. P.; Safayhi, H.; Mack, T.; Sabieraj, J., «Mechanism of antiinflam-matory actions of curcumine and boswellic acids», *Journal of ethnopharma-cology*, 38, 2-3 (marzo, 1993), pp. 113-119.

Andree, Christian, *Die Zellular-Pathologie als Basis der modernen Medizin. Rudolf Virchow — Leitbild einer Epoche*, en: Schott (ed.), pp. 340-346.

Angaangaq y Babel, Angela, *Schamanische Weisheit für ein glückliches Leben*, Munich, 2012.

Anwarul Hassan Gilani, Qaiser Jabeen, Arif-ullah Khan, Abdul Jabbar Shah, «Gut modulatory, blood pressure lowering, diuretic and sedative activities of cardamom», *Journal of Ethnopharmacology*, vol. 115, n.º 3 (2008), pp. 463-472.

Ayhan Bastürk, Mehmet Murat Ceylan, Mustafa Çavus, Gökhan Boran, Issa Javidipour, «Effects of some herbal extracts on oxidative stability of corn oil under accelerated oxidation conditions in comparison with some com-monly used antioxidants», *LWT*, vol. 89 (marzo, 2018), pp. 358-364.

Bickel, Marcel H., «Antibiotika gegen bakterielle Infektionen. Alexander Fleming und das Penicillin», Schott (ed.), pp. 458-464.

Bishnu Joshi, Govind Prasad Sah, Buddha Bahadur Basnet, Megh Raj Bhatt, Dinita Sharma, Krishna Subedi, Janardhan Pandey, Rajani Malla, «Phyto-chemical extraction and antimicrobial properties of different medicinal plants: Ocimum sanctum (Tulsi), Eugenia caryophyllata (Clove), Achyran-thes bidentata (Datiwan) and Azadirachta indica (Neem)», *Journal of Micro-biology and Antimicrobials*, vol. 3, 1 (enero, 2011), pp. 1-7.

Blödt, S.; Pach, D., von Eisenhart-Rothe, S.; Lotz, F.; Roll S.; Icke, K.; Witt, C. M., «Effectiveness of app-based self-acupressure for women with menstrual pain compared to usual care: a randomized pragmatic trial», *American Journal of Obstetrics and Gynecology*, 218, 2 (2018) 227 n. 1; DOI: 10.1016/j. ajog.2017.11.570.

Boschung, Urs, «Neurophysiologische Grundlagenforschung. ›Irritabilität‹ und ›Sensibilität‹ bei Albrecht von Haller», en Schott (ed.), pp. 242-249.

Briggs, J.; Grönemeyer, D. H. W.; Maratos, Y. K., «Komplementäre und alternative Heilmethoden», en Suttorp *et al.*, *Harrisons Innere Medizin*, 2016, 14e-5.

Buchinger d. J., Otto, «Das Buchinger-Heilfasten», en Forschungsinstitut Freie Berufe (ed.), *Dokumentation der besonderen Therapierichtungen und natürlichen Heilweisen in Europa*, vol. V/1, Essen, 1992, pp. 179-195.

Charde, Rita M.; Dhongade, Hemant J.; Charde, Manoj S.; Kasture, A. V., «Evaluation of antioxidant, wound healing and anti-inflammatory activity of ethanolic extract of leaves of ficus religiosa», *IJPSR*, vol. 1 (2010), n.° 5, pp. 73-82.

Dieckhöfer, Klemens, «Artikel Psychologie», en Siefert, Helmut: «Artikel Psychiatrie», en Gerabek, Werner E.; Haage, Bernard D.; Keil, Gundolf; Wegner, Wolfgang (eds.), *Enzykl. Medizingeschichte*, vol. 3, pp. 1195 y ss.

—, «Artikel Psychosomatik», en Siefert, Helmut, «Artikel Psychiatrie», en Gerabek, Werner E.; Haage, Bernard D.; Keil, Gundolf; Wegner, Wolfgang (eds.), *Enzykl. Medizingeschichte*, vol. 3, pp. 1197 y ss.

Draczynski, Gisela, «Einführung», en Pischinger, Alfred, *Das System der Grundregulation. Grundlagen einer ganzheitsbiologischen Medizin, neu bearbeitet und herausgegeben von Hartmut Heine*, Stuttgart 11, 2009, pp. 11-14.

Eckart, Wolfgang U., «Artikel Sozialhygiene, Sozialmedizin», en Gerabek, Werner E.; Haage, Bernard D.; Keil, Gundolf; Wegner, Wolfgang (eds.), *Enzykl. Medizingeschichte*, vol. 3, pp. 1344-1346.

—, *Geschichte der Medizin. Fakten, Konzepte, Haltungen*, Heidelberg, 2009, pp. 205-207, 255-260, 284-288, 293, 300-306.

Elzayat, E. M. *et al.*, «Evaluation of wound healing activity of henna, pomegranate and myrrh herbal ointment blend», *Saudi Pharmaceutical Journal*, n.° 26 (2018), pp. 733-738.

Ernst, E.; Schmidt, K.; Steuer-Vogt, M. K., «Mistletoe for cancer? A systematic review of randomised clinical trials», *Int J Cancer*, n.° 107, 2 (2003), pp. 262-267.

Ernst, Edzard, «The truth about homeopathy», *British Journal of Clinical Pharmacology*, n.° 65, 2 (febrero, 2008), pp. 163-164. Epub 13 de sept., 2007. PMID 17875194.

Etzel, R., «Special extract of boswellia serrata (H 15) in the treatment of rheumatoid arthritis», *Phytomedicine*, n.° 3, 1 (mayo, 1996), pp. 91-94. DOI: 10.1016/ S0944-7113(96)80019-5.

Fruck Lukmanul Hakkim *et al.*, «GC-MS chemical profiling of heavy oil derived from commercial variety of oman's and their antimicrobial activity», *International Journal of Biological & Pharmaceutical Research*, n.° 6, 7 (2015), pp. 504-509.

Gadebusch Bondio, Mariacarla, «Artikel Geistheilung», en Gerabek, Werner E.; Haage, Bernard D.; Keil, Gundolf; Wegner, Wolfgang (eds.), *Enzykl. Medizingeschichte*, vol. 1, p. 467.

Gause, Ute, *Paracelsus (1493-1541): Genese und Entfaltung seiner frühen Theologie*, Tubinga, 1993, pp. 137-138.

Gerabek, Werner E.; Haage, Bernard D.; Keil, Gundolf; Wegner, Wolfgang (eds.): *Enzyklopädie Medizingeschichte*, vols. 1-3, Berlín y Nueva York, 2007.

Gray, A. M. *et al.*, «The Traditional Plant Treatment, Sambucus nigra (elder), Exhibits Insulin-Like and Insulin-Releasing Actions In Vitro», *The Journal of Nutrition*, vol. 130, n.° 1 (enero, 2000), pp. 15-20.

Grönemeyer, Dietrich *et al.*, *Interventionelle Computertomographie: Lehrbuch und Atlas zur interventionellen Operationstechnik und Schmerztherapie*, Viena, 1989.

Grönemeyer, Dietrich; Lufkin, Robert, *Open Field Magnetic Resonance Imaging*, Nueva York, 2000.

Grönemeyer, Dietrich; Kobusch, Theo; Schott, Heinz; Welt, Thomas (eds.), *Gesundheit im Spiegel der Disziplinen, Epochen, Kulturen*, Tubinga, 2008.

Grönemeyer, Dietrich, «Gesundheit als ein Ganzes — mehr als körperliches Wohlbefinden», en Grönemeyer, Dietrich; Kobusch, Theo; Schott, Heinz; Welt, Thomas (eds.), pp. 29-52.

Grönemeyer, D. H. W.; Zhang, L.; Schirp, S.; Baier J., «Localization of acupuncture points BL 25 and BL 26 using computed tomography», *Journal of alternative and complementary medicine*, n.° 15, 12 (2009), pp. 1285-1291.

Haake, M. *et al.*, «German Acupuncture Trials (GERAC) for chronic low back pain: randomized, multicenter, blinded, parallel-group trial with 3 groups», *Archives of Internal Medicine*, n.° 167, 17 (2007), pp. 1892-1898.

Hau, Friedrun R., «Die Begründung der arabischen Medizin in Bagdad. Die Isagoge Johannitii des Hunain ibn Ishâq», en Schott (ed.), pp. 133-137.

—, «Die Blüte der arabischen Chirurgie. Abulcasis (Abû l-Qâsim) und seine Wirkung», en Schott (ed.), pp. 143-149.

—, «Islamische Krankenhäuser als Zentren der Pflege und Lehre. Das Adudî-Krankenhaus in Bagdad», en Schott (ed.), pp. 138-142.

Henrotin, Y.; Malaise, M.; Wittoek, R.; Devlam, K.; Brasseur, J. P.; Luyten, F.; Jiangang, Q.; Van den Berghe, M.; Uhoda, R.; Bentin, J.; De Vroey, T.; Erpicum, L.; Dierckxsens, Y., «FRI0527 Efficacy of bio-optimised curcuma extract (FLEXOFYTOL ®) for painful knee osteoarthritis: data from copra, a multicenter randomised controlled study», *Annals of the Rheumatic Diseases*, vol. 77, n.º 2 (2018).

Hoefert, Hans-Wolfgang; Uehleke, Bernhard, *Komplementäre Heilverfahren im Gesundheitswesen. Analyse und Bewertung*, Berna, 2009, pp. 184-186.

Horneber, M. A.; Bueschel, G.; Huber, R.; Linde, K.; Rostock, M., «Mistletoe therapy in oncology», *Cochrane Reviews*, n.º 2 (2008); CD003297.

Ho-Yi Wong, Melody Yee-Man Wong, Bin Hu, Pui-Kin So, Chi-On Chan, Daniel Kam-Wah Mok, Zhong-Ping Yao, «Rapid differentiation of Ganoderma species by direct ionization mass spectrometry», *Analytica Chimica Acta*, vol. 999 (2018), pp. 99-106, DOI: 10.1016/j.aca.2017.11.006.

<http://nium.in/assets/pdf/Details%20of%20Reseach%20Paper%20 %20 Published.pdf>.

<https://de.statista.com/statistik/daten/studie/202037/umfrage/anzahl-der- organtransplantationen-in-deutschland/>, abgerufen am 07. 05. 2018.

<https://web.ornl.gov/sci/techresources/Human_Genome/index.shtml>, consultado el 08.05.2018.

<https://www.krebsinformationsdienst.de/grundlagen/krebsstatistiken. php>, consultado el 08.05.2018.

Ibn Sina [Avicena], *The canon of medicine* (ed. Bakhtiar, Laleh), Chicago, 1999.

Jamal, A.; Javed, K.,; Aslam, M.; Jafri, M. A., «Gastroprotective effect of cardamom, Elettaria cardamomum Maton. fruits in rats», *Journal of Ethnopharmacology*, vol. 103, n.º 2 (enero, 2006), pp. 149-153. Epub 17 de nov., 2005.

Jansen, Thomas, «Christus medicus», en Gerabek, Werner E.; Haage, Bernard D.; Keil, Gundolf; Wegner, Wolfgang (eds.), *Enzykl. Medizingeschichte*, vol. 1, pp. 260 y ss.

Jütte, Robert, «Die Begründung der Homöopathie. Das ›Organon der rationellen Heilkunde‹ (1810) von Samuel Hahnemann», en Schott (ed.), pp. 304-310.

Karenberg, Axel, «Das moderne Krankenhaus nimmt Formen an. Das Allgemeine Krankenhaus in Wien als Vorbild», en Schott (ed.), pp. 270-275.

Keil, Gundolf, «Artikel Phlebotomia Hippocratis», en Gerabek, Werner E.; Haage, Bernard D.; Keil, Gundolf; Wegner, Wolfgang (ed.), *Enzykl. Medizingeschichte*, vol. 3, p. 1154.

Keil, Gundolf, «Artikel Phlebotomie», en Gerabek, Werner E.; Haage, Bernard D.; Keil, Gundolf; Wegner, Wolfgang (ed.), *Enzykl. Medizingeschichte*, vol. 3, p. 1155.

Keil, Gundolf, «Die X-Strahlen aus Würzburg als Weltsensation. Röntgens Entdeckung und die Folgen», en Schott (ed.), pp. 381-388.

Khoo, Y. J. L.; Schaik van, P.; McKenna, J., «The Happy Antics programme: Holistic exercise for people with dementia», *Journal of Bodywork and Movement Therapies* (2014), DOI: 10.1016/j.jbmt.2014.02.008.

Kirsten, S.; Treier, M.; Wehrle, S. J.; Becker, G.; Abdel-Tawab, M.; Gerbeth, K.; Hug, M. J.; Lubrich, B.; Grosu, A. L.; Momm, F., «Boswellia serrata acts on cerebral edema in patients irradiated for brain tumors: a prospective, randomized, placebo-controlled, double-blind pilot trial», *Cancer*, vol. 117, n.º 16 (agosto, 2017), pp. 3788-95.

Koelbing, Huldrych, M., «Die Welt der Mikroben entdeckt. Louis Pasteur und die Antisepsis in der Chirurgie», en Schott (ed.), pp. 347-353.

Kolta, Kamal Sabri; Schwarzmann-Schafhauser, Doris, «Ägyptische Medizin (3000-30 v. Chr.)», en Gerabek, Werner E.; Haage, Bernard D.; Keil, Gundolf; Wegner, Wolfgang (eds.), *Enzykl. Medizingeschichte*, vol. 1, pp. 9-14.

Kolta, Kamal Sabri; Schwarzmann-Schafhauser, Doris, «Artikel Imhotep», en Gerabek, Werner E.; Haage, Bernard D.; Keil, Gundolf; Wegner, Wolfgang (eds.), *Enzykl. Medizingeschichte*, vol. 2, pp. 659 y ss.

Kranich, C., «Patientenkompetenz. Was müssen Patienten wissen und können?», *Bundesgesundheitsbl — Gesundheitsforsch — Gesundheitsschutz*, n.º 47 (2004), pp. 950-956. DOI 10.1007/s00103-004-0908-2.

Kraus, D., «Mit Pflanzenkraft gegen Blasenentzündung. Von Desinfektion bis Hemmung der Fimbriensynthese», *CME*, vol. 15, n.º 6, p. 39.

Kundu, T.; Ghosh, K.; Shaikh, A.; Singh, P.; Shaikh, A.; Shah, H.; Kuma, O.; Kulkarni, S.; Kulkarni, R.; Nalavade, A., «Homeopathic Medicine Reduces Pain and Hemarthrosis in Moderate and Severe Hemophilia: A Multicentric Study», *Complementary Medicine Research*: <https://doi.org/10.1159/000486557>.

Lampl, C.; Haider, B.; Schweiger, C., «Long-term efficacy of Boswellia serrata in four patients with chronic cluster headache», *Cephalalgia*, vol. 32, n.º 9 (julio, 2012), pp. 719-722.

Lau, F. C.; Bielinski, D. F.; Joseph, J. A., «Inhibitory effects of blueberry extract on the production of inflammatory mediators in lipopolysaccharide-activated BV2 microglia», *Journal of Neuroscience Research*, vol. 85, n.º 5 (abril, 2007), pp. 1010-1017.

Leven, Karl-Heinz, *Geschichte der Medizin*, Munich, 2017, p. 33.

—, «Von Alexandria nach Konstantinopel. Byzantinische Medizin zwischen Tradition und Praxis», en Schott (ed.), pp. 114-120.

Liebeskind, Claudia, «Arguing Science. Unani Tibb, Hakims and Biomedicine in India, 1900-1950», en Ernst, Waltraud (ed.), Plural Medicine, Tradition and Modernity, 1800-2000, Londres y Nueva York, 2014, pp. 58-75.

Lind, Ulf, «Medizin bei den Naturvölkern», en Schipperges, Heinrich; Seidler, Eduard; Unschuld, Paul U. (eds.), pp. 35-89.

Lüderitz, Berndt, «Der Aufschwung der Herz-Kreislauf-Forschung. Das Elektrokardiogramm (EKG) und die Entwicklung der Kardiologie in den letzten 100 Jahren», en Schott (ed.), pp. 431-437.

Maehle, Andreas-Holger, «Neue Mittel der Schmerzbekämpfung. Vom Morphium bis zur Narkose», en Schott (ed.), pp. 296-303.

Mani, Nikolaus, «Experimentelle Physiologie im 17. Jahrhundert. William Harvey entdeckt den Blutkreislauf, Gaspare Aselli findet die Darmlymphgefäße», en Schott (ed.), pp. 207-213.

Maruti J. Dhanavade, Chidamber B. Jalkute, Jai S. Ghosh y Kailash D. Sonawane, «Study Antimicrobial Activity of Lemon (Citrus lemon L.) Peel Extract», British Journal of Pharmacology and Toxicology, vol. 2, n.º 3 (2011), pp. 119-122.

Matthew J. Rossman, Jessica R. Santos-Parker, Chelsea A. C. Steward, Nina Z. Bispham, Lauren M. Cuevas, Hannah L. Rosenberg, Kayla A. Woodward, Michel Chonchol, Rachel A. Gioscia-Ryan, Michael P. Murphy, Douglas R. Seals, «Chronic Supplementation With a Mitochondrial Antioxidant MitoQ) Improves Vascular Function in Healthy Older Adults», Hypertension (2018), hypertensionaha. 117. 10787; DOI: 10.1161/hypertensionaha. 117. 10787.

Min Zhou, Huijun Liao, Lasya P. Sreepada, Joshua R. Ladner, James A. Balschi, Alexander P. Lin, «Tai Chi Improves Brain Metabolism and Muscle Energetics in Older Adults», Journal of Neuroimaging, 2018; DOI: 10.1111/jon.12515.

Mitscher, L. A.; Telikepalli, H.; McGhee, E.; Shankel, D. M., «Natural antimutagenic agents», Mutation Research/Fundamental and Molecular Mechanisms of Mutagenesis, vol. 350, n.º 1 (febrero, 1996), pp. 143-152.

Moog, Ferdinand Peter, «Artikel Asklepios, Asklepioskult», en Gerabek, Werner E.; Haage, Bernard D.; Keil, Gundolf; Wegner, Wolfgang (eds.), Enzykl. Medizingeschichte, vol. 1, pp. 112-114.

Müller, Ingo Wilhelm, «Das Lehrgebäude der griechischen Medizin. Die Humoralmedizin des Galen», en Schott (ed.), pp. 100-106.

—, «Die neue Anatomie des Menschen in der Renaissance. Andreas Vesal und seine Fabrica», en Schott (ed.), pp. 187-194.

Müller, Irmgard, «Wie authentisch ist die Hildegardmedizin? Zur Rezeption des Liber simplicis medicinae Hildegards von Bingen im Codex Bernensis 525», en Edeltraut Forster u. der Benediktinerinnenabtei St. Hildegard, Eibingen (eds.), Hildegard von Bingen. Prophetin durch die Zeiten, Friburgo, Basilea y Viena, 1997, pp. 420-430.

Müller-Jahncke, Wolf-Dieter, «Artikel Signaturenlehre», en Gerabek, Werner E.; Haage, Bernard D.; Keil, Gundolf; Wegner, Wolfgang (eds.), Enzykl. Medizingeschichte, vol. 3, pp. 1330-1332.

Ni, X.; Suhail, M. M.; Yang, Q.; Cao, A.; Fung, K. M.; Postier, R. G.; Woolley, C.; Young, G.; Zhang, J.; Lin, H. K., «Frankincense essential oil prepared from hydrodistillation of Boswellia sacra gum resins induces human pancreatic cancer cell death in cultures and in a xenograft murine model», BMC Complementary and Alternative Medicine, vol. 12, n.º 253 (diciembre, 2012); DOI: 10.1186/1472-6882-12-253.

Pahlow, Mannfried, Das große Buch der Heilpflanzen. Gesund durch die Heilkräfte der Natur, Hamburgo, 2013.

Pina-Pérez, M. C.; Martínez-López, A.; Rodrigo, D., «Cinnamon antimicrobial effect against Salmonella typhimurium cells treated by pulsed electric fields (PEF) in pasteurized skim milk beverage», Food Research International, vol. 48, n.º 2 (octubre, 2012), pp. 777-783.

Prabhavathi, K.; Shobha Jagdish Chandra, U.; Soanker, R.; Usha Rani, P., «A randomized, double blind, placebo controlled, cross over study to evaluate the analgesic activity of Boswellia serrata in healthy volunteers using mechanical pain model», Indian Journal of Pharmacology, vol. 46, n.º 5 (septiembre-octubre, 2014), pp. 475-479.

Propping, Peter, «Die Bedeutung der Genetik in der Medizin. Genomanalyse als Methode der Aufklärung von Krankheitsursachen», en Schott (ed.), pp. 547-554.

Pschyrembel, Willibald, Klinisches Wörterbuch, Berlín, ed. 266, 2014.

Ranjbarnejad, T.; Saidijam, M.; Moradkhani, S.; Najafi, R., «Methanolic extract of Boswellia serrata exhibits anti-cancer activities by targeting microsomal prostaglandin E synthase-1 in human colon cancer cells», Prostaglandins Other Lipid Mediat, n.º 131 (mayo, 2017), pp. 1-8.

Rheinberger, Hans-Jörg, «Molekulare Medizin als Paradigma? Gentechnologie im Blick von Wissenschaftstheorie und medizinischer Ethik», en Schott (ed.), pp. 555-561.

Richter, Thomas, «Artikel ›Apothekenwesen‹», en Gerabek, Werner E.; Haage, Bernard D.; Keil, Gundolf; Wegner, Wolfgang (eds.), *Enzykl. Medizingeschichte*, vol. 1, pp. 80-86.

Rossmann, Constanze; Krömer, Nicola, «mHealth in der medizinischen Versorgung, Prävention und Gesundheitsförderung», en Fischer, Florian; Krämer, Alexander (eds.), *eHealth in Deutschland. Anforderungen und Potentiale innovativer Versorgungsstrukturen*, Berlín y Heidelberg, 2016, pp. 441-456.

Saîf, Bernhard bin; Knoll, S., *Tibetische Medizin für den Westen*, Viena, 2010.

Sarah C. Ray, Babak Baban, Matthew A. Tucker, Alec J. Seaton, Kyu Chul Chang, Elinor C. Mannon, Jingping Sun, Bansari Patel, Katie Wilson, Jacqueline B. Musall, Hiram Ocasio, Debra Irsik, Jessica A. Filosa, Jennifer C. Sullivan, Brendan Marshall, Ryan A. Harris, Paul M. O'Connor, «Oral Na-HCO3 Activates a Splenic Anti-Inflammatory Pathway: Evidence That Cholinergic Signals Are Transmitted via Mesothelial Cells», *The Journal of Immunology*, 2018, ji1701605; DOI: 10.4049/jimmunol. 1701605.

Schadewaldt, Hans, «Die Anfänge der Immunologie. Emil Behrings Serumtherapie», en Schott (ed.), pp. 375-380.

Schipperges, Heinrich, «Arabismus und scholastische Medizin. Die ersten Universitäten Europas», en Schott (ed.), pp. 159-162.

—, «Krankenpflege im christlichem Mittelalter. Die Benediktiner als Wegbereiter der Klostermedizin», en Schott (ed.), pp. 129-132.

—, «Krankheit und Heilung bei Hildegard von Bingen», en Schipperges, Heinrich; Seidler, Eduard; Unschuld, Paul U. (eds.), pp. 251-254.

—, «Natur- und Heilkunde im klösterlichen Leben. Werk und Wirkung der Hildegard von Bingen», en Schott (ed.), pp. 155-158.

—; Seidler, Eduard; Unschuld, Paul U. (ed.), *Krankheit, Heilkunst, Heilung*, Friburgo y Munich, 1978.

Schleider, L. B. L. et al., «Prospective analysis of safety and efficacy of medical cannabis in large unselected population of patients with cancer», *European Journal of Internal Medicine*, 2018, vol. 49, pp. 37-43.

Schlich, Thomas, «Chancen und Risiken der Organtransplantation. Die Nierenverpflanzung eröffnet eine neue Ära», en Schott (ed.), pp. 508-514.

—, «Die Revolution in der Diabetes-Behandlung. Die Isolierung des Insulins», en Schott (ed.), pp. 451-457.

Schott, Heinz (ed.), *Meilensteine der Medizin*, Dortmund, 1996.

—, «Der Arzt als Naturphilosoph, Magier und Alchemist. Die Anstöße des Paracelsus», en Schott (ed.), pp. 180-186.

—, «Paracelsismus und chemische Medizin. Johann Baptist van Helmont zwischen Naturmystik und Naturwissenschaft», en Schott (ed.), pp. 199-206.

—, «Romantische Naturphilosophie in der ärztlichen Praxis. Justinus Kerner und die Seherin von Prevorst», en Schott (ed.), pp. 318-325.

Schrader, E., «Equivalence of St John's wort extract (Ze 117) and fluoxetine: A randomized, controlled study in mild-moderate depression», *International Clinical Psychopharmacology*, vol. 15, n.° 2 (2000), pp. 61-68.

Shah Muhammad Haroon, Sammia Shahid, Syed Ammar Hussain and Hamid Raza, «Comparative Study of Antioxidant Activity of Flower of Aloe vera and Leaf Extract of Aloe ferox», *Journal of Basic & Applied Sciences*, vol. 18 (2018), pp. 191-196.

Shang, A. *et al.*, «Are the clinical effects of homoeopathy placebo effects? Comparative study of placebo-controlled trials of homoeopathy and allopathy», *Lancet*, vol. 366, 9487 (agosto-septiembre, 2005), pp. 726-732. PMID 16125589.

Siefert, Helmut, «Artikel Psychiatrie», en Gerabek, Werner E.; Haage, Bernard D.; Keil, Gundolf; Wegner, Wolfgang (eds.), *Enzykl. Medizingeschichte*, vol. 3, pp. 1190-1193.

Stoll, Ulrich, «Artikel Dioskurides, Pedanios», en Gerabek, Werner E.; Haage, Bernard D.; Keil, Gundolf; Wegner, Wolfgang (eds.), *Enzykl. Medizingeschichte*, vol. 1, pp. 308-315.

Stollberg, Gunnar, «Die Naturheilkunde als soziale Bewegung. Die Laienmedizin organisiert sich», en Schott (ed.), pp. 361-367.

Sudjana, A. N. *et al.*, «Antimicrobial activity of commercial Olea europaea (olive) leaf extract», *International Journal of Antimicrobial Agents*, vol. 33, n.° 5 (mayo, 2009), pp. 461-463.

Terwey, Burckhard, «Neuartige Schnittbilder aus dem Körperinnern. Vom Ultraschall zur Kernspintomographie», en Schott (ed.), pp. 497-507.

Tshisuaka, Barbara I., «Artikel Servetus, Michael», en Gerabek, Werner E.; Haage, Bernard D.; Keil, Gundolf; Wegner, Wolfgang (eds.), *Enzykl. Medizingeschichte*, vol. 3, pp. 1322 y ss.

Verma Ram, S. *et al.*, «Chemical composition and antibacterial, antifungal, allelopathic and acetylcholinesterase inhibitory activities of cassumunar- ginger», *Journal of the Science of Food and Agriculture*, vol. 98 (2018), pp. 321-327.

Verma, S. K.; Jain, V.; Katewa, S. S., «Blood pressure lowering, fibrinolysis enhancing and antioxidant activities of cardamom (Elettaria cardamomum)», *Indian Journal of Biochemistry and Biophysics*, vol. 46, n.° 6 (diciembre, 2009), pp. 503-506.

Volger, E.; Brinkhaus B., *Kursbuch Naturheilverfahren*, 2013.

Von Engelhardt, Dietrich, «Gesunde Lebensführung als Präventivmedizin. Antike Diätetik im Ausgang von Galen», en Schott (ed.), pp. 107-113.

—, «Reizmangel und Übererregung als Weltformel der Medizin. Brownianismus und romantische Naturphilosophie», en Schott (ed.), pp. 265-269.

Voswinkel, Peter, «Mit Chemotherapie gegen die Krebskrankheit. Die ersten Zytostatika werden entwickelt», en Schott (ed.), pp. 485-492.

Weiss, Rudolf Fritz, *Lehrbuch der Phytotherapie*, Stuttgart, 1985.

Welt, Thomas, «Gesundheit in der Daseinsanalyse», en Grönemeyer, Dietrich; Kobusch, Theo; Schott, Heinz; Welt, Thomas (eds.), pp. 289-311.

Wiesenauer, M., *PhytoPraxis*, 2003.

Winau, Rolf, «Die Berliner Charité als Zentrum der Chirurgie. Ferdinand Sauerbruchs Lebensleistung und sein Verhältnis zum Nationalsozialismus», en Schott (ed.), pp. 465-471.

Índice onomástico

Los contenidos publicados en el libro se han compilado y comprobado con la mayor atención. Sin embargo, el editor y el autor no asumen ninguna responsabilidad por la actualidad, integridad o calidad de la información. La información no debe, bajo ninguna circunstancia, considerarse un sustituto del asesoramiento o tratamiento profesional por parte de médicos capacitados y reconocidos. El contenido no puede y no debe utilizarse para diagnosticar de forma independiente y para iniciar tratamientos.

No se asume la responsabilidad por la información. Se excluyen las reclamaciones de responsabilidad civil contra autores y editores causadas por el uso de la información proporcionada o por información incorrecta o incompleta.

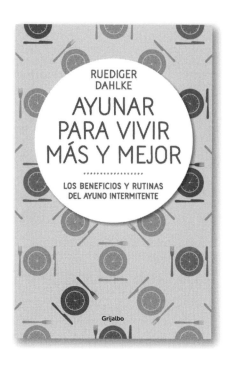

Ayunar para vivir más y mejor

Descubra los beneficios del ayuno intermitente de la mano del reconocido doctor Dahlke

El cuerpo humano está programado para sobrellevar cortos intervalos de ayuno que aportan enormes beneficios para la salud. Con un enfoque práctico, Ruediger Dahlke, experto en terapias naturales y coautor de *La enfermedad como camino*, explica cómo integrar esta práctica de manera controlada en nuestra vida diaria.

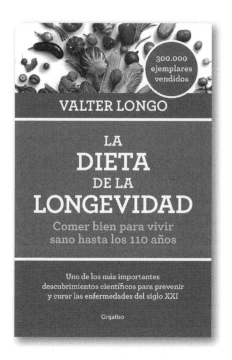

La dieta de la longevidad

El resultado de las investigaciones del «gurú de la longevidad»

Valter Longo, uno de los más prestigiosos investigadores en el campo del envejecimiento, ha demostrado cómo prevenir y curar las enfermedades más comunes en el siglo XXI. Todos podemos recuperar y mantener un cuerpo sano hasta los 110 años con su programa alimentario —que incluye consejos y recetas—, basado en un revolucionario estudio de la dieta de la población más longeva del mundo.